臺灣婦科病藥草圖鑑及驗方

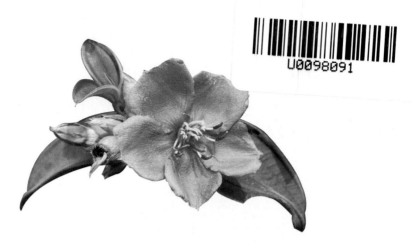

U0098091

洪心容、黃世勳 / 合著

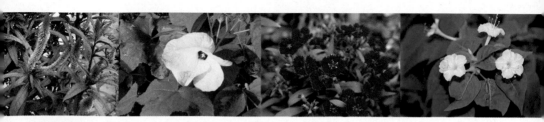

本書所載醫藥知識僅供參考，使用前務必請教有經驗之醫師，以免誤食誤用影響身體健康。

台中市 上安中醫診所 / 發行

文興出版事業有限公司 / 出版

作 者 序

　　喜歡研究藥用植物，愛逛街買書的朋友們都知道，在臺灣的圖書市場上，有許許多多、種類豐富的藥用植物圖鑑，但它們的內容敘述，多以廣泛的藥用植物種類進行全面性的介紹，這使得讀者們在閱讀之後，往往對於書中所載藥用植物之應用印象不深刻，所以，從實用角度來看，目前臺灣市面上所出版相關的藥用植物圖書，多數是屬於「辭典」類的工具書，較適合供研究者需要時之查閱使用。

　　筆者愚夫婦基於臺灣圖書市場上，少見將藥用植物以疾病進行區分出版的圖鑑，特嚐試企劃發行一系列以「疾病」分類的藥用植物圖鑑，以饗有志鑽研藥用植物及驗方的愛好者，這本「臺灣婦科病藥草圖鑑及驗方」即為該系列打頭陣的第一本書，書中選錄臺灣民間治療婦科疾病之藥用植物178種，並以Engler分類系統編排植物次序，便於讀者們查閱。

　　我們也希望在讀者們閱讀過本書內容之後，能大致認識臺灣產藥用植物中，有哪些藥用植物是能治療婦科疾病的，其次我們也選錄許多較具實用之驗方於書末，也為了強調臺灣醫藥文化之特色，驗方來源以臺灣相關的藥用植物文獻為主，每個驗方皆加註出處，若為作者經驗則以(作者)標明，若為作者民間調查獲得則標明受訪者姓名及其所住縣鄉(鎮)，全部驗方以「婦科病名」作分類，更增加臨床應用之方便性。而書末索引除了有常見的植物「中文索引」、「外文索引」，還有將內文之藥用植物以「婦科病名」編成索引，相信這對於有志將臺灣產藥用植物應用於臨床醫療的讀者們，是一份極具參考價值的資料。

　　此外，由於本書之篇幅有限，欲完整將臺灣產治「婦科病」的藥用植物知識全部節錄，實在是不可能的，例如：薏苡(屬於禾本

科植物)此次並無選錄於書中，而中醫師對其應用多取其種仁稱「薏苡仁」，該藥首載於《神農本草經》中，有健脾滲濕、除痺止瀉、清熱排膿的功效，而在中國歷代本草書《本草品匯精要》中曾提及：「妊娠不可服」；《得配本草》則載明：「腎水不足，脾陰不足，氣虛下陷，妊娠四者禁用」，可見古代醫家對於懷孕期間使用薏苡仁的保守或反對態度，所以，本書並未將薏苡選錄。

但現代藥理研究確也證實了上述之可能性，西元1988年日本學者發現，薏苡仁油對兔及豚鼠的離體子宮，有增加其緊張度及收縮幅度的作用，雖然未經人體試驗，但可推知薏苡仁或許可能對懷孕早期子宮產生過度收縮而引致流產，因此一般臨床中醫師多半會在懷孕期間避免開立此藥。但在同年(1988年)亦有研究指出，薏苡仁製劑有改善下視丘功能，誘發排卵的作用，因此對於某些不孕的女性，多食薏苡仁可能有增加受孕的機會。

最後，希望透過以「疾病」分類的藥用植物圖鑑之發行，能更增進臺灣這塊土地上的人們對於本土所產藥用植物之應用，而內文若有遺漏的知識，還望各界先進多多給予建議與批評，我們將於相關的書系圖書中增列，或待再版時再詳加補充或更正，關愛之情，不勝感激！

涂心容、黃世勳

2006.5.20於台中市上安中醫診所

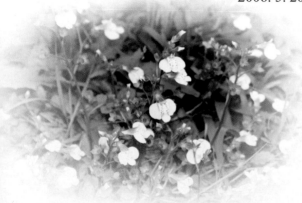

目 錄

本單元選錄臺灣民間治療婦科病之藥用
植物，共計178種，分別隸屬於80科，茲
依照Engler分類系統編排，並以中文名、
學名、科名、別名、分布、藥用部位、
性味、效用等項順序分別敘述。

藥草圖鑑篇

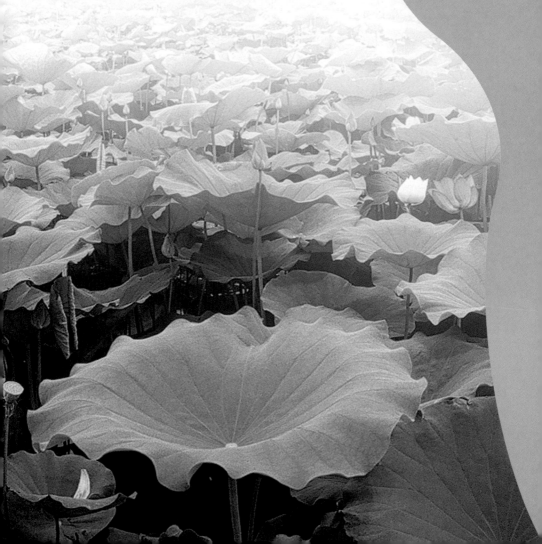

松葉蕨 *Psilotum nudum* (L.) Beauv.

科名：松葉蕨科 *Psilotaceae*
別名：松葉蘭、鐵掃把、石寄生
、龍鬚草。
分布：臺灣全境低海拔地區山麓
石縫、樹幹上，數量不多。
藥用部位：全草。
性味：甘、辛，溫。
效用：全草能活血通經、袪風濕
、利關節，治風濕痺痛、經閉、
吐血、跌打損傷。

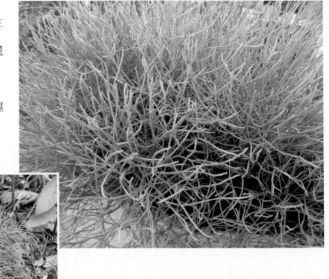

全緣卷柏 *Selaginella delicatula* (Desv.) Alston

科名：卷柏科 *Selaginellaceae*
別名：龍鱗草、軟枝水雞爪、山
枝柏。
分布：臺灣全境中、低海拔山區
陰濕處或林陰地帶。
藥用部位：全草。
性味：甘、微辛，平。
效用：全草能活血調經、清熱解
毒，治月經不調、肝炎、痔瘡、
跌打損傷、燙火傷。

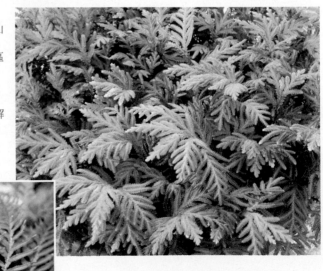

卷柏 *Selaginella tamariscina* (Beauv.) Spring

科名：卷柏科 *Selaginellaceae*
別名：萬年松、九死還魂草、老虎爪、佛手草。
分布：臺灣全境中、低海拔山區岩上。
藥用部位：全草。
性味：辛，平。
效用：全草能涼血、止血、理氣、疏風，治經閉、癥瘕、風濕痛、腹痛、哮喘。

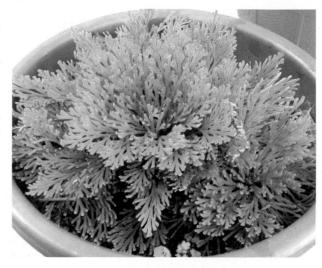

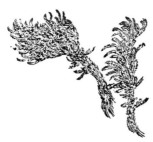

編語：本品用於婦科病，常採鮮品使用。

尖頭瓶爾小草 *Ophioglossum petiolatum* Hook.

科名：瓶爾小草科 *Ophioglossaceae*
別名：瓶爾小草、狹葉瓶爾小草、銳頭瓶爾小草、一葉草、矛盾草。
分布：臺灣全境低海拔草地常見。
藥用部位：全草。
性味：苦、甘，寒。
效用：全草能清熱解毒、消腫止痛，治毒蛇咬傷、疔瘡腫毒、乳腺炎、脘腹脹痛；外用可治乳癰。

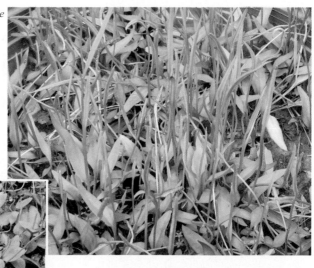

過壇龍 *Adiantum flabellulatum* L.

科名：鐵線蕨科 *Adiantaceae*

別名：扇葉鐵線蕨、鐵管草、鐵線草、黑腳蕨。

分布：臺灣全境山野陰涼處或林蔭下。

藥用部位：全草。

性味：微苦，涼。

效用：全草能清熱、利濕，治肝炎、胃腸炎、尿道炎、黃疸、乳腺炎、頸部淋巴結核。

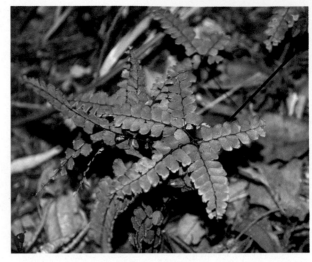

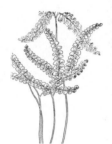

鳳尾蕉 *Cycas revoluta* Thunb.

科名：蘇鐵科(鳳尾蕉科) *Cycadaceae*

別名：鐵樹、蘇鐵、鳳尾棕、鐵甲松。

分布：臺灣各地庭園栽培，極為普遍。

藥用部位：根、莖。

性味：甘、淡，平，有小毒。

效用：根、莖能理氣、活血、化瘀，治肝胃氣痛、經閉、胃炎、跌打。

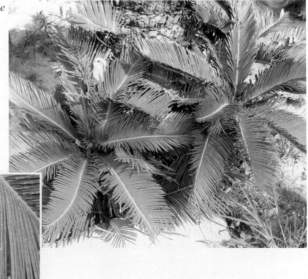

青剛櫟 *Cyclobalanopsis glauca* (Thunb. *ex* Murray) Oerst.

科名：殼斗科 *Fagaceae*
別名：校欑、白校欑、九欑、青岡櫟。
分布：臺灣全島低海拔森林中。
藥用部位：果實。
性味：苦、澀，平。
效用：果實能止渴、破血，治瀉痢、產後出血。

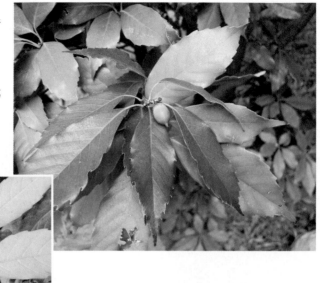

木賊葉木麻黃 *Casuarina equisetifolia* L.

科名：木麻黃科 *Casuarinaceae*
別名：木麻黃、番麻黃、駁骨松、短枝木麻黃。
分布：多見栽培。
藥用部位：樹皮。
性味：辛，溫。
效用：樹皮能調經、催生、收斂，治月經不調、難產。樹皮內部製成敷劑，可治牙疼。

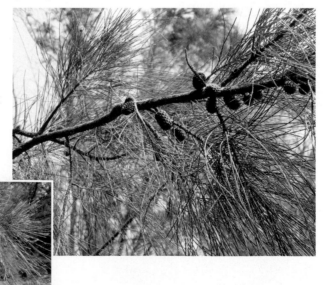

杜仲 *Eucommia ulmoides* Oliver

科名：杜仲科 *Eucommiaceae*
別名：思仙、思仲、木綿、石思仙。
分布：皆為栽培。
藥用部位：樹皮。
性味：甘、微辛，溫。
效用：樹皮能補肝腎、強筋骨、安胎、降血壓，治腰膝酸痛、陽萎、尿頻、小便餘瀝、風濕痺痛、胎動不安、習慣性流產。

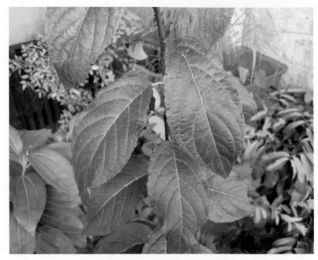

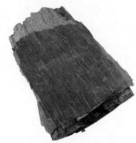

楮 *Broussonetia papyrifera* (L.) L'Hérit. *ex* Vent.

科名：桑科 *Moraceae*
別名：構樹、鹿仔樹、楮實子、穀樹。
分布：臺灣全境平野、山麓至低海拔山地廣泛自生。
藥用部位：根。
性味：甘，平。
效用：根能清熱利濕、活血化瘀，治咳嗽吐血、水腫、血崩、跌打損傷。

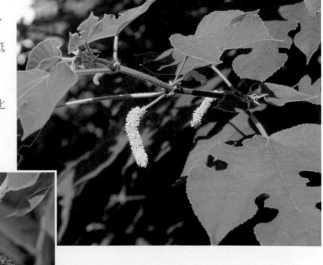

白榕 *Ficus benjamina* L.

科名：桑科 *Moraceae*
別名：小葉榕、垂榕、垂葉榕、細葉榕。
分布：臺灣全島中低海拔地區，尤以恆春半島最多。
藥用部位：氣根、樹皮、葉芽及果實。
性味：淡、澀，平。
效用：氣根、樹皮、葉芽及果實能清熱解毒、祛風涼血、滋陰潤肺、發表疹、催乳，治風濕麻木、鼻出血、產婦乳汁少。

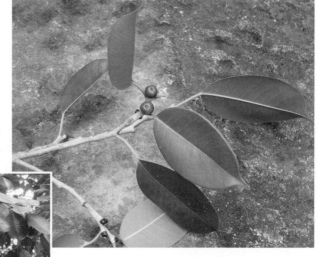

木蓮 *Ficus pumila* L.

科名：桑科 *Moraceae*
別名：石壁蓮、薜荔、涼粉果、木饅頭、風不動。
分布：臺灣全境低海拔山區，常攀緣樹幹、石垣、牆壁上。
藥用部位：花序托。
性味：甘，平。
效用：花序托能補腎、固精、活血、催乳，治遺精、乳汁不下、腸風下血、淋濁。根可治產後風。

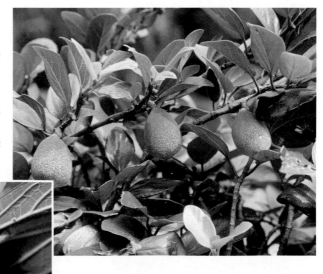

朴樹 *Celtis sinensis* Pers.

科名：榆科 *Ulmaceae*
別名：沙朴、朴子樹、朴仔、爆
仔子樹。
分布：臺灣全島低至中海拔地區
。
藥用部位：樹皮。
性味：辛，平。
效用：樹皮能調經、消腫，治月
經不調、蕁麻疹、肺癰。

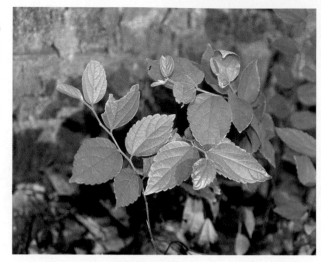

木苧麻 *Boehmeria densiflora* Hook. & Arn.

科名：蕁麻科 *Urticaceae*
別名：紅水柳、山水柳、密花苧
麻、木柳黃、蝦公鬚。
分布：臺灣全境平野、山坡、溪
岸、河岸、陰濕及荒廢地。
藥用部位：根及莖。
性味：甘、澀，平。
效用：根及莖能祛風止癢、利水
調經，治風濕、黃疸、月經不
調、皮膚搔癢、感冒、頭風痛。

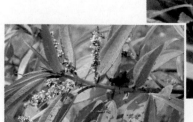

編語：本品性平和，功似當歸，專治月內風。

苧麻 *Boehmeria nivea* (L.) Gaudich.

科名：蕁麻科 *Urticaceae*
別名：天青地白、家苧麻、野苧麻、線麻、眞麻、苧仔。
分布：臺灣全境山坡、山溝、路旁，亦見人家栽培。
藥用部位：根、葉。
性味：甘、寒。
效用：根能清熱利尿、止血安胎、解毒散瘀，治熱病大渴、血淋、跌打、帶下、胎動不安、癰腫。葉能治乳癰。

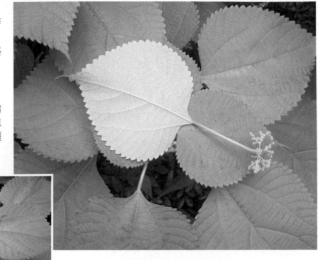

筆頭狀蛇菰 *Balanophora harlandii* Hook. f.

科名：蛇菰科 *Balanophoraceae*
別名：筆頭蛇菰、紅冬蛇菰、蛇菰。
分布：臺灣全境中海拔山區。
藥用部位：全草。
性味：苦、澀，寒。
效用：全草能壯陽補腎、止血生肌、清熱解毒，治咳嗽咯血、血崩、腸風下血、痔瘡、梅毒、小兒陰腫。

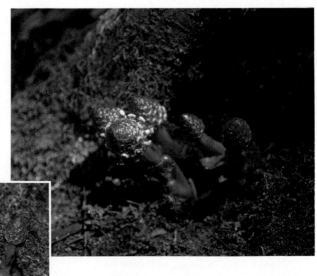

火炭母草 *Polygonum chinense* L.

科名：蓼科 *Polygonaceae*
別名：冷飯藤、秤飯藤、赤地利
、斑鳩飯。
分布：臺灣全境平野至山麓、田
園、村邊、路旁濕地。
藥用部位：根。
性味：酸、甘，平。
效用：根能益氣、行血、袪風、
解熱，治氣虛頭昏、耳鳴、白
帶、跌打。

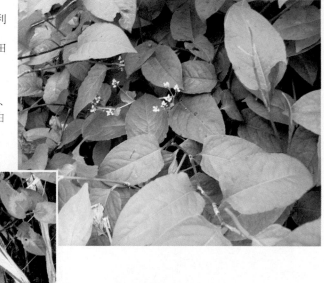

虎杖 *Polygonum cuspidatum* Sieb. & Zucc.

科名：蓼科 *Polygonaceae*
別名：土川七、黃肉川七。
分布：臺灣中央山脈海拔1500公
尺以上草原、路旁或濕地。
藥用部位：根及粗莖。
性味：苦，平。
效用：根及粗莖能清熱解毒、止
痛止癢、袪風利濕、破瘀通經，
治風濕痛、黃疸、跌打、經閉。

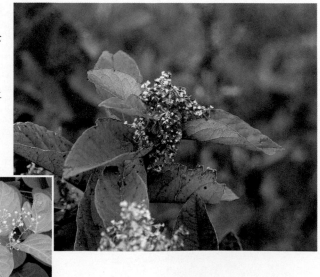

小萹蓄 *Polygonum plebeium* R. Br.

科名：蓼科 *Polygonaceae*
別名：節花路蓼、鐵馬齒莧、假
萹蓄。
分布：臺灣全境平野、荒地、路
旁及第二季水田內群生。
藥用部位：全草。
性味：苦，寒。
效用：全草能利尿通淋、清熱解
毒、殺蟲止癢，治小便短赤、膀
胱熱淋、皮膚濕疹、陰癢、帶
下、惡瘡疥癬、蛔蟲病。

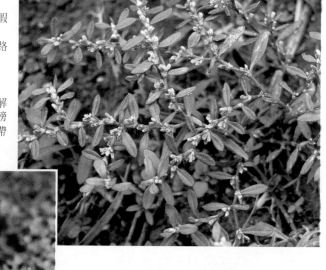

九重葛 *Bougainvillea spectabilis* Willd.

科名：紫茉莉科 *Nyctaginaceae*
別名：南美紫茉莉、刺仔花、洋
紫茉莉、葉似花。
分布：多見栽培。
藥用部位：花。
性味：苦、澀，溫。
效用：花能調和氣血，治月經不
調。

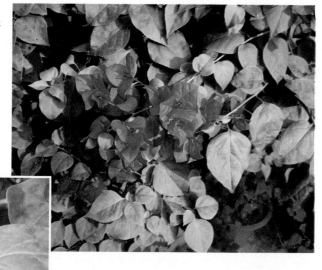

紫茉莉 *Mirabilis jalapa* L.

科名：紫茉莉科 *Nyctaginaceae*
別名：煮飯花、夜飯花、胭脂花
、晚香花。
分布：臺灣全境村落、庭院及路
旁栽植。
藥用部位：塊根(稱七娘媽花頭
)。
性味：甘、淡，涼。
效用：塊根能利尿瀉熱、散瘀解
毒，治熱淋、淋濁、帶下、肺癆
咳嗽、乳癰、跌打損傷、胃潰
瘍、胃出血。

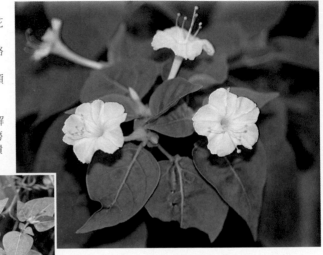

編語：本品亦為民間治肺癰之要藥。

番杏 *Tetragonia tetragonoides* (Pall.) Kuntze

科名：番杏科Aizoaceae
別名：毛菠菜、法國菠菜、洋菠
菜。
分布：臺灣全島海岸附近砂質地
上。
藥用部位：全草。
性味：甘、微辛，平。
效用：全草能清熱解毒、祛風消
腫，治泄瀉、敗血症、風熱目赤
、胃癌、食道癌、子宮頸癌。

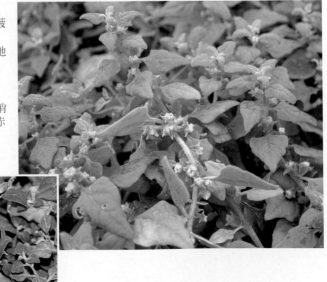

馬齒莧 *Portulaca oleracea* L.

科名：馬齒莧科 *Portulacaceae*
別名：瓜子菜、五行草、豬母菜、長命菜、白豬母乳。
分布：臺灣全境平野、路旁、田間常見。
藥用部位：全草。
性味：酸，寒。
效用：全草能清熱解毒、散瘀消腫、涼血止血、除濕通淋，治熱痢膿血、血淋、癰腫、燙傷、帶下。

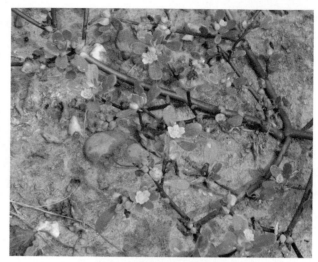

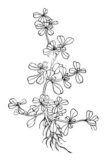

假人參 *Talinum paniculatum* (Jacq.) Gaertn.

科名：馬齒莧科 *Portulacaceae*
別名：土人參、參仔菜、錐花土人參。
分布：臺灣各地平野、庭園、溝旁。
藥用部位：全草。
性味：甘，平。
效用：全草能利尿調經、潤肺止咳，治痢疾、泄瀉、濕熱性黃疸、內痔出血、乳汁不足、月經不調、肺癆咳血。

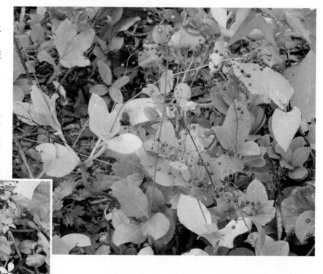

狗筋蔓 *Cucubalus baccifer* L.

科名：石竹科Caryophyllaceae

別名：鵝腸菜、太極草、小被單草、水筋骨。

分布：臺灣全境山野至海拔1000～3000公尺山區。

藥用部位：根。

性味：甘、淡，溫。

效用：根能祛瘀止痛、祛風除濕、利尿消腫，治風濕、跌打、小兒疳積、腎炎水腫、小便淋痛、肺癆、月經不調。

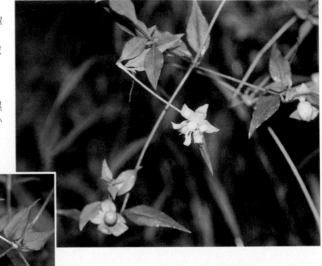

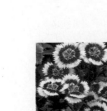

石竹 *Dianthus chinensis* L.

科名：石竹科 *Caryophyllaceae*

別名：剪絨花、洛陽花。

分布：多見栽培。

藥用部位：帶花全草。

性味：苦，寒。

效用：全草能破血通經、利尿通淋，治經閉、小便不通、多種淋病、水腫、目赤腫痛、癰腫瘡毒、濕瘡搔癢。

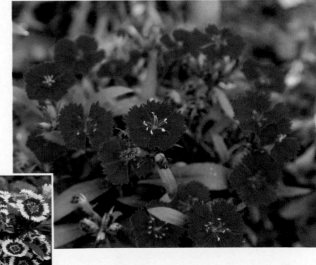

雞腸草 *Stellaria aquatica* (L.) Scop.

科名：石竹科 *Caryophyllaceae*
別名：鵝兒腸、鵝腸草、牛繁縷
、茶匙癀、雞腸菜。
分布：臺灣全境平野常見雜草。
藥用部位：全草。
性味：酸、甘、淡，平。
效用：全草能解毒消炎、祛瘀舒
筋、催乳通乳，治頭痛、牙痛、
高血壓、乳腺炎、乳汁不通、乳
汁不足、月經不調、產後腹痛、
痔瘡。

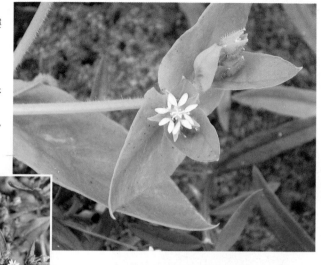

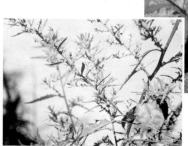

編語：本品常與同屬植物繁縷混用，但本品的花柱5
裂，繁縷的花柱則3裂，二者仍可清楚區別。

臭杏 *Chenopodium ambrosioides* L.

科名：藜科 *Chenopodiaceae*
別名：土荊芥、臭川芎、殺蟲芥
、鵝腳草、臭藜藿、狗咬癀。
分布：臺灣全境荒地、河岸及海
邊原野。
藥用部位：全草。
性味：辛、苦，溫，有小毒。
效用：全草能祛風除濕、殺蟲止
癢、通經活血，治風濕痺痛、經
閉、經痛、寄生蟲病、頭風、皮
膚濕疹、口舌生瘡、咽喉腫痛。

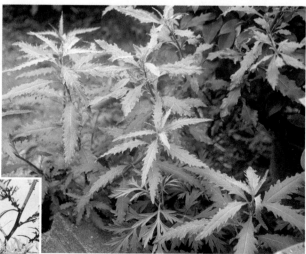

紫莖牛膝 *Achyranthes aspera* L. var. *rubro-fusca* Hook. f.

科名：莧科 *Amaranthaceae*
別名：臺灣牛膝、紅骨蛇、雞骨
癀。
分布：臺灣全境山野或路旁。
藥用部位：全草。
性味：苦，平。
效用：全草能活血通經、利尿通
淋、清熱解毒，治腰膝酸痛、風
濕痺痛、經閉、淋濁、疔瘡癰
腫。

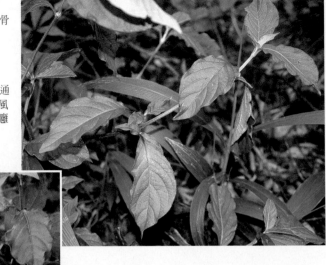

凹頭莧 *Amaranthus lividus* L.

科名：莧科 *Amaranthaceae*
別名：凹葉野莧(菜)。
分布：臺灣全境農田或荒地。
藥用部位：全草。
性味：微辛，平。
效用：全草能清熱、解毒、消腫
，治痢疾、目赤、乳癰、痔瘡；
外用治蜂螫痛等症。

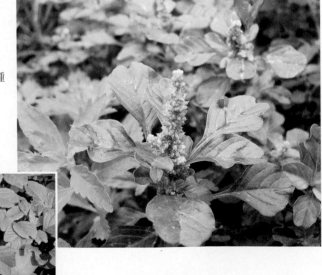

刺莧 *Amaranthus spinosus* L.

科名：莧科 *Amaranthaceae*
別名：假莧菜、白刺莧、白刺杏
。
分布：臺灣全境空曠荒地、路旁
。

藥用部位：全草。
性味：甘，寒。
效用：全草能清熱利濕、解毒消
腫、涼血止血，治胃出血、便
血、膽囊炎、浮腫、帶下、咽喉
痛、牙齦糜爛。

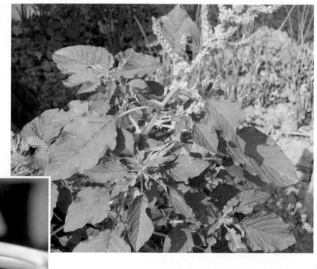

野莧菜 *Amaranthus viridis* L.

科名：莧科 *Amaranthaceae*
別名：山杏菜、鳥莧、綠莧。
分布：臺灣全境荒野、路旁常見
。
藥用部位：全草。
性味：甘、淡，涼。
效用：全草能清熱、解毒、利
濕，治痔瘡腫痛、帶濁、經痛、
小便赤澀、牙疳。

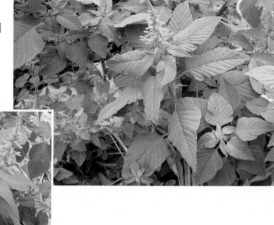

青葙 *Celosia argentea* L.

科名：莧科 *Amaranthaceae*
別名：白雞冠、野雞冠、白雞冠
花、狗尾莧。
分布：臺灣全境平野、荒地、坡
地、田間、路旁。
藥用部位：花序。
性味：苦，涼。
效用：花序能清肝涼血、明目退
翳，治吐血、頭風、目赤、血淋
、月經不調、帶下。

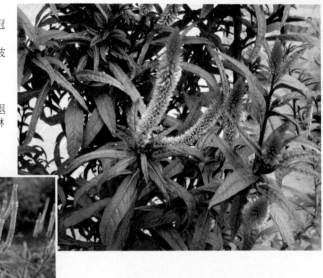

雞冠花 *Celosia cristata* L.

科名：莧科 *Amaranthaceae*
別名：白雞冠花、雞髻花、雞公
花、雞冠頭、雞角槍。
分布：多見栽培。
藥用部位：花序。
性味：甘，涼。
效用：花序能清濕熱、止血、收
澀、止帶、止痢，治吐血、崩漏
、血痔、帶下、久痢不止。

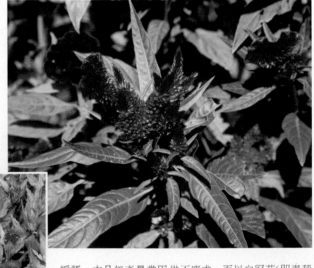

編語：本品年產量常因供不應求，而以白冠花(即青葙
之花序)混入應用。

假千日紅 *Gomphrena celosioides* Mart.

科名：莧科 *Amaranthaceae*
別名：伏生千日紅、銀花莧。
分布：臺灣全境低海拔地區荒野
、路旁常見。
藥用部位：全草。
性味：甘、淡，涼。
效用：全草能清熱利濕、涼血止
血，治痢疾、白帶、糖尿病。

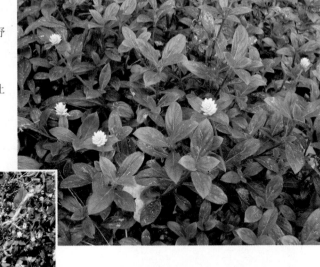

夜合花 *Magnolia coco* (Lour.) DC.

科名：木蘭科 *Magnoliaceae*
別名：香港玉蘭、夜合、夜香木
蘭。
分布：皆為栽培。
藥用部位：花。
性味：苦，微溫。
效用：花能理氣止痛、行氣散瘀
、止咳止帶，治肝鬱氣痛、乳房
脹痛、疝氣痛、癥瘕、帶下、咳
嗽、氣喘、失眠。

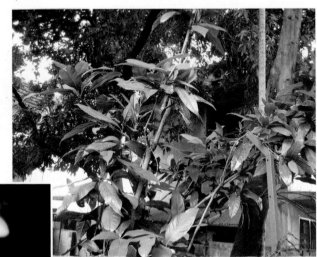

十大功勞 *Mahonia japonica* (Thunb. *ex* Murray) DC.

科名：小蘗科 *Berberidaceae*
別名：老鼠刺、老鼠子刺、山黃柏、刺黃柏、角刺茶。
分布：臺灣全境海拔500～1000公尺山區。
藥用部位：全株。
性味：苦，寒。
效用：全株能清熱瀉火、消腫解毒，治泄瀉、黃疸、肺癆、潮熱、目赤、帶下、風濕關節痛、癰瘡。

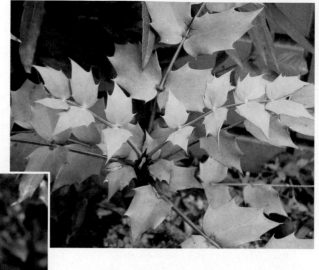

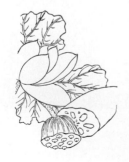

蓮 *Nelumbo nucifera* Gaertn.

科名：蓮科 *Nelumbonaceae*
別名：荷花、蓮花、芙蕖。
分布：多見栽植。
藥用部位：成熟花托房(稱蓮房)。
性味：苦、澀，溫。
效用：蓮房能消瘀、止血、祛濕，治血崩、痔瘡。雄蕊(稱蓮蕊鬚)亦能治血崩。

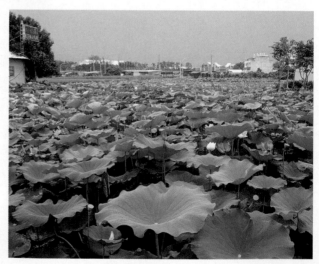

芡 *Euryale ferox* Salisb.

科名：睡蓮科 *Nymphaeaceae*
別名：雞雍、雞頭、雁啄、芡實
。
分布：臺灣全境散生，多見栽培
。
藥用部位：種仁。
性味：甘、澀，平。
效用：種仁能益腎固精、補脾止
瀉、袪濕止帶，治夢遺、滑精、
遺尿、尿頻、脾虛久瀉、白濁、
帶下病。

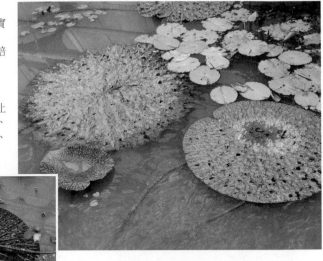

四葉蓮 *Chloranthus oldhamii* Solms.

科名：金粟蘭科 *Chloranthaceae*
別名：四季春、臺灣及己、東南
金粟蘭。
分布：臺灣全境海拔500～1000
公尺處。
藥用部位：全草。
性味：苦，平。
效用：全草能活血袪瘀、解毒消
腫，治經閉、瘀血腫痛、風濕痛
、跌打、毒蛇咬傷。

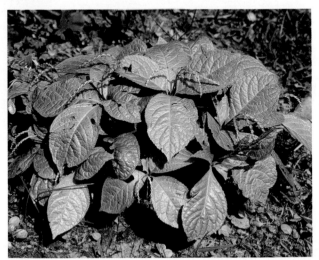

金粟蘭 *Chloranthus spicatus* Makino

科名：金粟蘭科 *Chloranthaceae*
別名：珠蘭、雞爪蘭、珍珠蘭、眞珠蘭、魚子蘭。
分布：多見栽培。
藥用部位：全草。
性味：甘、辛，溫。
效用：全草能活血、祛風、止痛，治月內風、風濕關節痛、跌打損傷；外用治疔瘡。

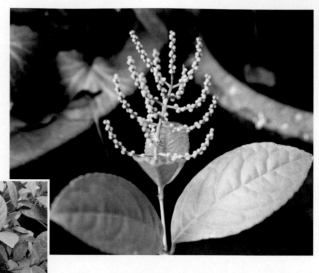

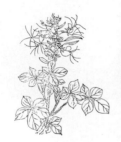

白花菜 *Cleome gynandra* L.

科名：白花菜科 *Capparidaceae*
別名：五葉蓮、羊角菜、白花五爪金龍。
分布：臺灣各地平野、海岸砂地及荒廢地。
藥用部位：全草。
性味：苦、辛，溫，有小毒。
效用：全草能祛風散寒、活血止痛、解毒消腫，治風濕痛、跌打、痔瘡、帶下、瘧疾、痢疾。

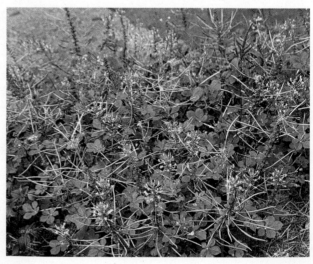

油菜 *Brassica campestris* L. subsp. *chinensis* Makino

科名：十字花科 *Cruciferae*
別名：青菜、小白菜、江門白菜
。
分布：皆為栽培。
藥用部位：種子。
性味：辛，溫。
效用：種子能行血、破氣、消腫
、散結，治產後泄瀉、血痢、腫
毒、乳癰。

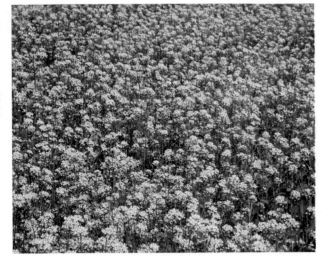

細葉碎米薺 *Cardamine flexuosa* With.

科名：十字花科 *Cruciferae*
別名：焊菜、彎曲碎米薺、小葉
碎米薺。
分布：臺灣各地平野至山麓濕潤
地。
藥用部位：全草。
性味：甘、淡，平。
效用：全草能清熱利濕、解毒消
炎、養心安神、收斂止帶，治小
便澀痛、心悸、失眠、帶下、膀
胱炎、尿道炎。

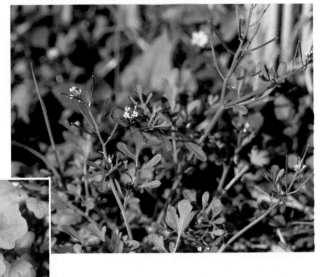

楓香 *Liquidambar formosana* Hance

科名：金縷梅科 *Hamamelidaceae*
別名：楓、楓仔樹、楓香樹、路路通、白膠香、大葉楓。
分布：臺灣全境林邊、坡地或疏林中，常被栽培為行道樹。
藥用部位：聚合果(稱路路通)。
性味：苦，平。
效用：聚合果能利水下乳、行中寬氣、袪風除濕，治關節痛、水腫脹滿、乳少、經閉、濕疹。

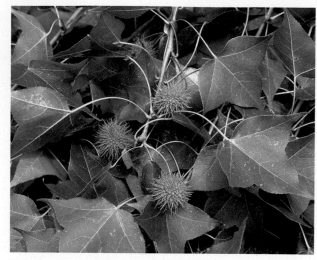

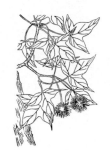

蛇莓 *Duchesnea indica* (Andr.) Focke

科名：薔薇科 *Rosaceae*
別名：蛇婆、蛇泡草、地莓、龍吐珠、三爪龍、地楊梅。
分布：臺灣各地平野至山麓路旁、荒野。
藥用部位：全草。
性味：甘、酸，涼。
效用：全草能清熱解毒、散瘀消腫、涼血止血，治熱病、疔瘡、感冒、黃疸、目赤、口瘡、咽痛、月經不調、跌打腫痛。

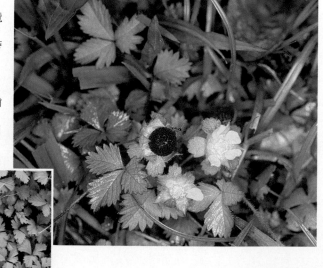

桃 *Prunus persica* (L.) Bartsch

科名：薔薇科 *Rosaceae*
別名：山苦桃、毛桃、白桃、桃仔樹、紅桃花、甜桃。
分布：多見栽培。
藥用部位：種子(稱桃仁)。
性味：苦、甘，平。
效用：種子能破血行瘀、潤燥滑腸，治經閉、癥瘕、熱病蓄血、瘧疾、跌打損傷、瘀血腫痛、血燥便秘等。

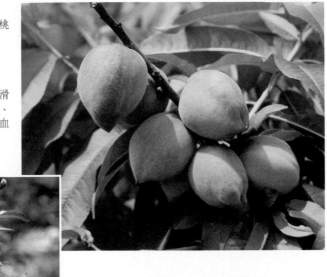

火棘 *Pyracantha fortuneana* Maxim.

科名：薔薇科 *Rosaceae*
別名：狀元紅、赤陽子、純陽子、赤果、火把果。
分布：庭園栽培。
藥用部位：果實。
性味：甘、酸，平。
效用：果實能消積止痢、活血止血，治消化不良、痢疾、崩漏、帶下、產後腹痛、經閉。

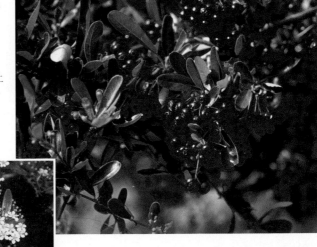

紅梅消 *Rubus parvifolius* L.

科名：薔薇科 *Rosaceae*
別名：鹽波、山鹽波、虎婆刺、
茅莓、草楊梅子、小號刺波。
分布：臺灣各地普遍見於平野至
山坡。
藥用部位：全草。
性味：甘、酸，平。
效用：全草能散瘀、止痛、解毒
、殺蟲，治吐血、痔瘡、跌打、
產後瘀滯腹痛、痢疾、瘰癧。

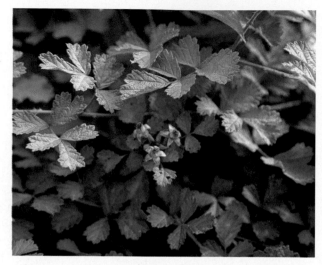

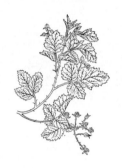

斯氏懸鉤子 *Rubus swinhoei* Hance

科名：薔薇科 *Rosaceae*
別名：京白懸鉤子、基隆懸鉤子
。
分布：臺灣中、北部低、中海拔
山區。
藥用部位：根。
性味：苦、澀，平。
效用：根能涼血止血、活血調經
、收斂解毒，治牙痛、瘡漏、疔
腫、瘡腫、月經不調。

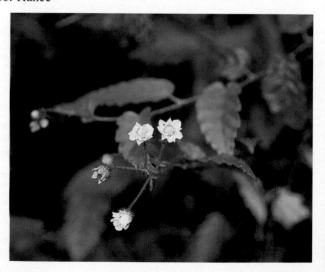

相思 *Abrus precatorius* L.

科名：豆科 *Leguminosae*
別名：相思子、相思藤、紅珠木
、土甘草、雞母珠、鴛鴦豆。
分布：臺灣全境山間、路邊灌木
叢中，近海荒地。
藥用部位：根、藤、葉。(種子
有毒，務必去除)
性味：甘，平。
效用：根、藤、葉能清熱、解毒
、潤肺，治咽喉腫痛、肝炎、咳
嗽痰喘、感冒、乳癰、瘡瘤。

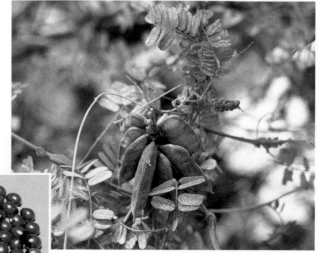

金合歡 *Acacia farnesiana* (L.) Willd.

科名：豆科 *Leguminosae*
別名：鴨皂樹、番仔刺、臭刺仔
、楹樹。
分布：臺灣南部常見。
藥用部位：根。
性味：微酸、澀，平。
效用：根能收斂、止血、止咳，
治遺精、白帶、脫肛、外傷出
血、咳喘。

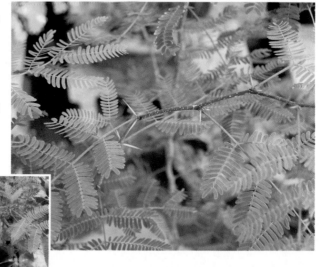

花生 *Arachis hypogaea* L.

科名：豆科 *Leguminosae*
別名：土豆、落花生、長生果。
分布：臺灣各地皆見人家栽培。
藥用部位：種子。
性味：甘，平。
效用：種子能補脾潤肺、和胃止血，治燥咳、反胃、腳氣、產婦乳少。

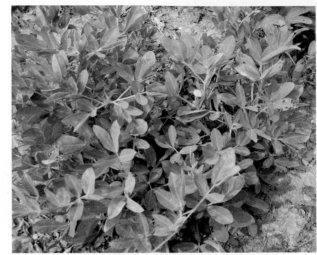

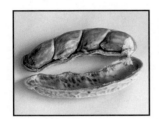

黃野百合 *Crotalaria pallida* Ait.

科名：豆科 *Leguminosae*
別名：玲瓏仔豆、黃花炮仔草、野黃豆、臭屎豆。
分布：臺灣全境原野、田園、路旁。
藥用部位：全草。
性味：苦、辛，平。
效用：全草能清熱利濕、解毒散結，治痢疾、濕熱腹瀉、小便淋瀝、乳腺炎。種子治白帶。

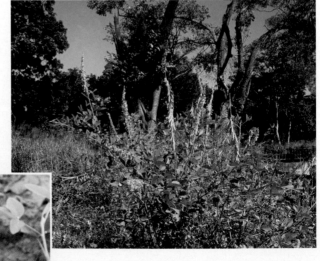

血藤 *Mucuna macrocarpa* Wall.

科名：豆科 *Leguminosae*
別名：大血藤、烏血藤、串天癀、入骨丹。
分布：臺灣全境山野、闊葉樹林內。
藥用部位：藤莖。
性味：苦、澀，微溫。
效用：藤莖能舒筋活絡、補血活血、清肺潤燥、調經，治風濕痺痛、小兒麻痺後遺症、月經不調、貧血、肺熱燥咳。

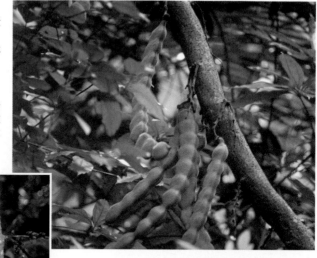

豌豆 *Pisum sativum* L.

科名：豆科 *Leguminosae*
別名：荷蘭豆、白豌豆、寒豆、畢豆。
分布：皆為栽培。
藥用部位：種子。
性味：甘，平。
效用：種子能和中下氣、通乳利水、解毒，治消渴、吐逆、腹脹、霍亂轉筋、乳少、腳氣、癰腫、痘瘡。

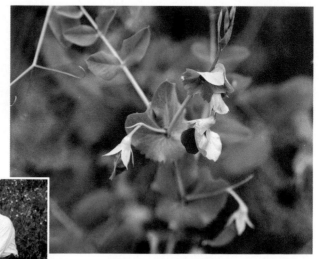

多花野豌豆 *Vicia cracca* L.

科名：豆科 *Leguminosae*
別名：草藤、苕子。
分布：臺灣各地平野，亦當綠肥
栽種。
藥用部位：全草。
性味：苦、辛、平。
效用：全草能祛風除濕、活血調
經、解毒止痛，治風濕痺痛、跌
打腫痛、濕疹、瘡毒、月經不調
、血崩、便血、衄血。

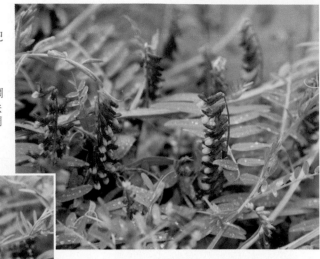

瓊崖海棠 *Calophyllum inophyllum* L.

科名：金絲桃科(福木科) *Guttiferae*
別名：胡桐、紅厚殼。
分布：臺灣全境各地海濱。
藥用部位：根及葉。
性味：微苦，平。
效用：根及葉能活血祛瘀、消腫
止痛，治風濕痺痛、跌打損傷、
痛經。

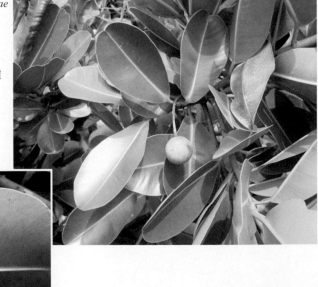

蒺藜 *Tribulus terrestris* L.

科名：蒺藜科 *Zygophyllaceae*
別名：三腳丁、三腳虎、三腳馬
仔、白蒺藜。
分布：臺灣中、南部海濱砂地。
藥用部位：果實(稱蒺藜子)。
性味：苦、辛，微溫，有小毒。
效用：果實能平肝解鬱、活血祛
風、明目止癢，治頭痛眩暈、乳
閉、乳癰、目翳、風疹搔癢。

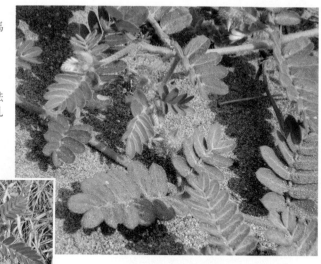

石栗 *Aleurites moluccana* (L.) Willd.

科名：大戟科 *Euphorbiaceae*
別名：油桃、燭果樹、海胡桃、
黑桐油。
分布：多見栽培。
藥用部位：葉、種子。
性味：甘、微苦，寒，有小毒。
效用：種子能活血、潤腸，治癰
瘡腫毒、經閉、腸燥便秘。葉治
經閉。

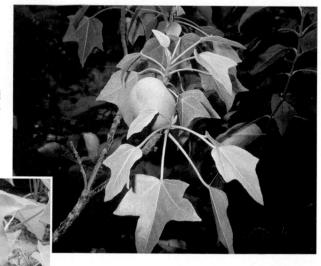

土密樹 *Bridelia tomentosa* Blume

科名：大戟科 *Euphorbiaceae*
別名：土蜜、夾骨木、逼迫子、
補腦根。
分布：臺灣西部及南部低海拔地
區。
藥用部位：根皮。
性味：淡、微苦，平。
效用：根皮能調經、清熱、解毒
，治腎虛、月經不調。

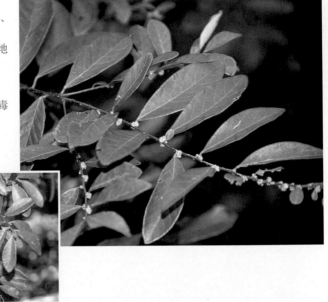

大飛揚 *Chamaesyce hirta* (L.) Millsp.

科名：大戟科 *Euphorbiaceae*
別名：大本乳仔草、飛揚草、羊
母奶、乳仔草。
分布：臺灣全境平地隨處可見。
藥用部位：全草。
性味：微苦、微酸，涼。
效用：全草能清熱解毒、利濕止
癢，治消化不良、陰道滴蟲、乳
癌、泄瀉、咳嗽、腎盂腎炎；外
用治乳癰、濕疹、皮膚搔癢。

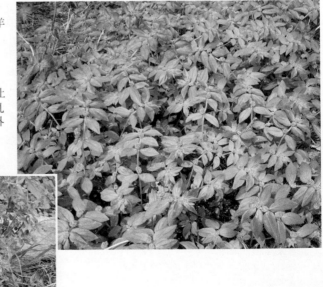

小飛揚 *Chamaesyce thymifolia* (L.) Millsp.

科名：大戟科 *Euphorbiaceae*
別名：千根草、細葉飛揚草、紅
乳仔草、小本乳仔草。
分布：臺灣全境平地隨處可見。
藥用部位：全草。
性味：微酸、澀，微涼。
效用：全草能清熱解毒、利濕止
癢，治細菌性痢疾、痔瘡出血；
外用治濕疹、過敏性皮炎、皮膚
搔癢、乳癰。

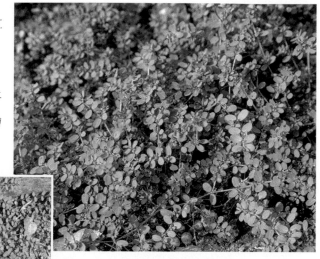

巴豆 *Croton tiglium* L.

科名：大戟科 *Euphorbiaceae*
別名：落水金光、巴菽、貢仔、
猛樹。
分布：多見栽培。
藥用部位：根。
性味：辛，熱，有大毒。
效用：根能溫中散寒、消腫祛風
，治跌打損傷、風濕疼痛、胃寒
痛、陰癢、白帶、初期子宮癌。

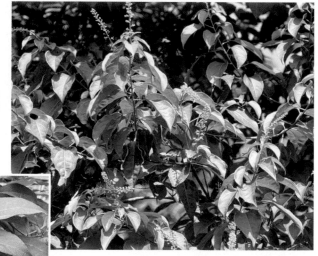

猩猩草 *Euphorbia cyathophora* Murr.

科名：大戟科 *Euphorbiaceae*
別名：火苞草、葉像花、一品紅
。
分布：臺灣全境平野地區，近海
岸尤多。
藥用部位：全草。
性味：苦、澀，寒，有毒。
效用：全草能調經止血、消腫止
咳，治月經過多、跌打損傷、骨
折、咳嗽。

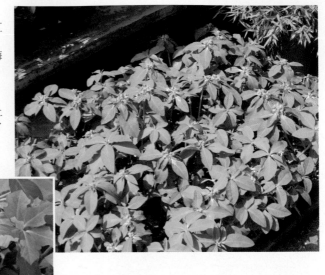

猩猩木 *Euphorbia pulcherrima* Will. *ex* Klotzsch

科名：大戟科 *Euphorbiaceae*
別名：聖誕紅、一品紅、葉上花
、葉像花。
分布：皆為觀賞栽培。
藥用部位：全株。
性味：苦、澀，涼，有毒。
效用：全株能調經止血、接骨消
腫，治月經過多、跌打損傷、外
傷出血、骨折。

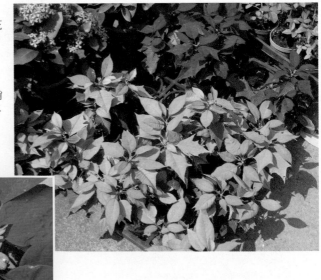

綠珊瑚 *Euphorbia tirucalli* L.

科名：大戟科 *Euphorbiaceae*
別名：青珊瑚、珊瑚瑞。
分布：多觀賞栽培。
藥用部位：全株。
性味：辛、微酸，涼，有毒。
效用：全株能催乳、殺蟲，治缺乳、癬疾、關節腫痛、跌打。

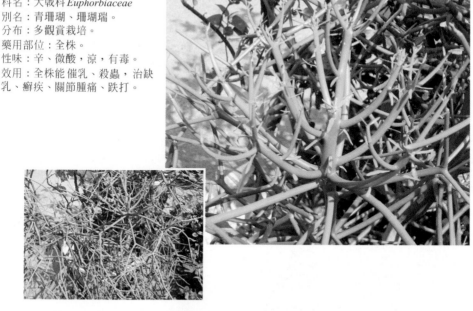

密花白飯樹 *Flueggea virosa* (Roxb. *ex* Willd.) Voigt

科名：大戟科 *Euphorbiaceae*
別名：白子仔、白飯樹、密花市蔥。
分布：臺灣全境原野灌木叢中。
藥用部位：根及幹。
性味：甘、微苦，溫。
效用：根及幹能除濕、化瘀、止痛，治風濕痺痛、濕熱帶下、濕疹搔癢、跌打損傷。

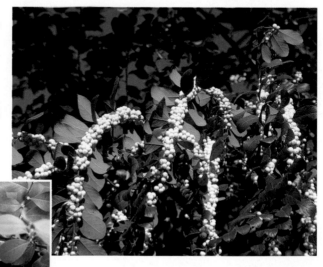

粗糠柴 *Mallotus philippinensis* (Lam.) Muell.-Arg.

科名：大戟科 *Euphorbiaceae*
別名：山荔枝、菲島桐、六稔仔
。
分布：臺灣全境低海拔山地叢林
中。
藥用部位：根。
性味：微苦、微澀，涼。
效用：根能清熱、利濕，治痢疾
、咽喉腫痛、月經不順。

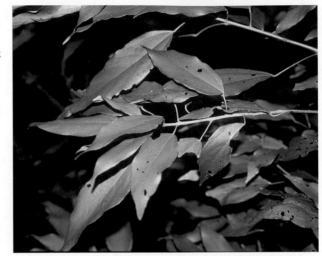

扛香藤 *Mallotus repandus* (Willd.) Muell.-Arg.

科名：大戟科 *Euphorbiaceae*
別名：桶鉤藤、石岩楓、桶交藤
、扛藤。
分布：臺灣全境海岸、山坡、路
旁、山麓叢林內。
藥用部位：根、莖。
性味：甘、微苦，寒。
效用：根、莖能祛風除濕、活血
通絡、解毒消腫、驅蟲止癢，治
風濕痺痛、慢性潰瘍、蛔蟲病、
癰腫瘡瘍、濕疹、腰腿痛、產後
風癱；外用治跌打損傷。

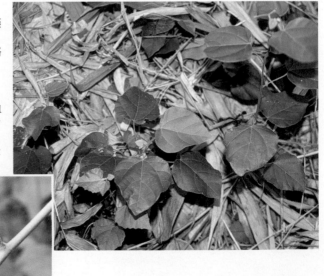

蓖麻 *Ricinus communis* L.

科名：大戟科*Euphorbiaceae*
別名：紅茶蓖、紅都蓖、紅蓖麻
。

分布：臺灣全境平野多見。
藥用部位：葉。
性味：甘、辛，平，有毒。
效用：葉能消腫、拔毒、止癢，
治腳氣、陰囊腫痛、咳嗽痰喘、
鵝掌風、瘡癤，製膏藥可助泌
乳。

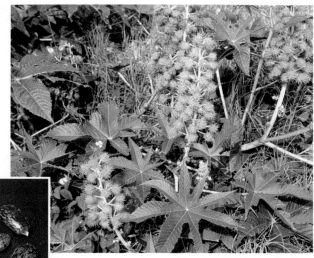

烏桕 *Sapium sebiferum* (L.) Roxb.

科名：大戟科*Euphorbiaceae*
別名：卷子樹、木油樹、木梓樹
、虹樹、桕仔樹、瓊仔。
分布：臺灣全境低海拔地區。
藥用部位：葉。
性味：苦，微溫。
效用：葉能拔毒、消腫，治癰腫
疔瘡、腳癬、濕疹、蛇傷、陰道
炎。

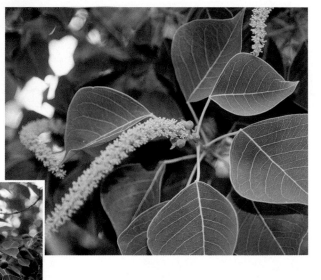

芸香 *Ruta graveolens* L.

科名：芸香科 *Rutaceae*
別名：臭芙蓉、臭節草、臭草、
心臟草。
分布：多見栽培。
藥用部位：全草。
性味：辛、苦，涼。
效用：全草能清熱解毒、散瘀止
痛，治感冒發熱、牙痛、月經不
調、小兒濕疹、瘡癤腫毒、跌打
損傷、經痛、經閉、蛇蟲咬傷。

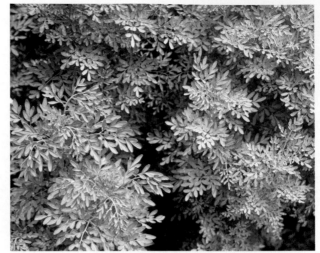

食茱萸 *Zanthoxylum ailanthoides* Sieb. & Zucc.

科名：芸香科 *Rutaceae*
別名：大葉刺楤、刺江某、刺
楤、紅刺楤、越椒。
分布：臺灣全境山麓至海拔1600
公尺山區。
藥用部位：果實。
性味：辛，溫。
效用：果實能燥濕、殺蟲、止痛
，治心腹冷痛、寒飲、泄瀉、冷
痢、濕痺、帶下、齒痛。

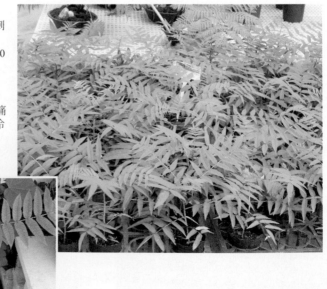

香椿 *Toona sinensis* (Juss.) M. Roem.

科名：楝科 *Meliaceae*
別名：椿、豬椿、紅椿、白椿、香樹。
分布：多見栽培。
藥用部位：樹皮及根皮的內層皮（稱香椿皮）。
性味：苦、澀，涼。
效用：香椿皮能除熱、燥濕、澀腸、止血、殺蟲，治痢疾、泄瀉、小便淋痛、便血、血崩、帶下、風濕腰腿痛。

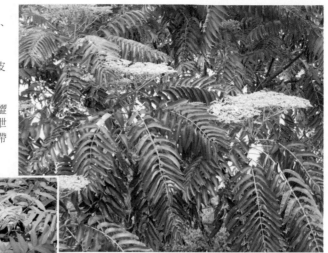

芒果 *Mangifera indica* L.

科名：漆樹科 *Anacardiaceae*
別名：檬果、檨仔。
分布：皆為栽培。
藥用部位：果實。
性味：甘、酸，涼。
效用：果實能止咳益胃、活血通經，治咳嗽、暈船、嘔吐、壞血病、經閉。

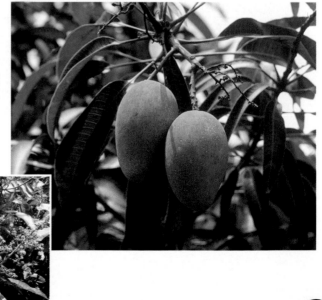

車桑子 *Dodonaea viscosa* (L.) Jacq.

科名:無患子科 *Sapindaceae*
別名:車栓仔、鐵掃巴。
分布:臺灣全境低至中海拔山區
。
藥用部位:葉。
性味:淡,平。
效用:葉能清熱滲濕、消腫解毒
,治小便淋瀝、癃閉、瘡瘍疔
癤、會陰部腫毒、燙燒傷。

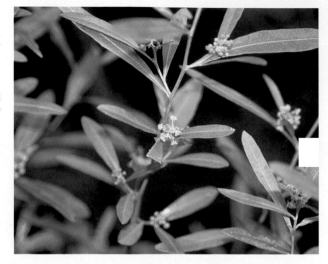

荔枝 *Litchi chinensis* Sonn.

科名:無患子科 *Sapindaceae*
別名:荔支、麗枝。
分布:多見栽培。
藥用部位:果實。
性味:甘、酸,溫。
效用:果實能生津止渴、補脾養
血、理氣止痛,治煩渴、血崩、
脾虛泄瀉、病後體虛、胃痛、呃
逆。

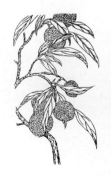

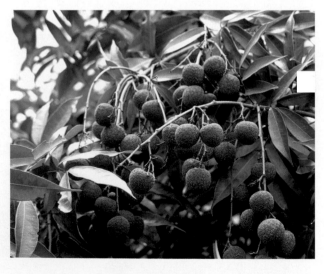

編語:臺灣民間對於產婦口渴,常以荔枝殼(適量)
煮茶飲。

無患子 *Sapindus mukorossi* Gaertn.

科名：無患子科 *Sapindaceae*
別名：木患子、黃目子、洗手果
、肥皂樹。
分布：臺灣全境低海拔山區。
藥用部位：根。
性味：苦，涼。
效用：根能清熱解毒、行氣止癰
，治風熱感冒、咳嗽、哮喘、胃
痛、尿濁、帶下、乳蛾。種子外
治陰道滴蟲。

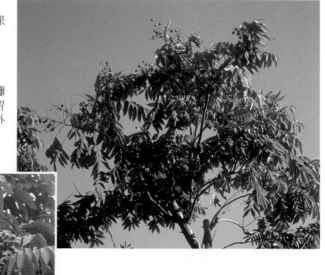

鳳仙花 *Impatiens balsamina* L.

科名：鳳仙化科 *Balsaminaceae*
別名：指甲花、白指甲花、急性
子。
分布：多見栽培，偶見野生。
藥用部位：種子。
性味：苦、辛，溫，有小毒。
效用：種子能破血、軟堅、消積
，治經閉、難產、腫塊積聚、跌
打。花治經閉。

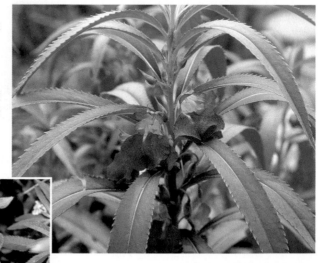

枸骨 *Ilex cornuta* Lindl.

科名：冬青科 *Aquifoliaceae*
別名：功勞葉、老鼠刺、羊角刺、貓公刺。
分布：多見栽種。
藥用部位：葉。
性味：苦，涼。
效用：葉能滋陰清熱、補腎壯骨，治肺結核潮熱、咳嗽吐血、骨結核、頭暈、耳鳴、腰酸腳軟、白癜風。果實治白帶過多。

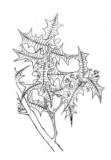

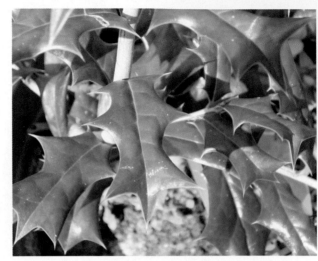

野鴉椿 *Euscaphis japonica* (Thunb.) Kanitz

科名：省沽油科 *Staphyleaceae*
別名：鳥腱花、夜夜椿、紅梁。
分布：僅見於臺北附近的低至中海拔闊葉林內。
藥用部位：根。
性味：辛、微苦，溫。
效用：根能祛風散寒、行氣止痛、消腫散結，治胃痛、泄瀉、痢疾、脫肛、月經不調、子宮下垂、睪丸腫痛。葉治女陰癢。

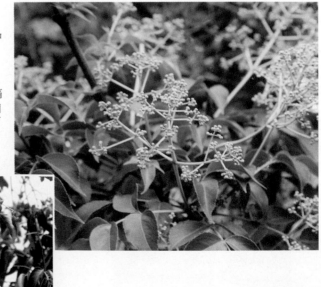

大棗 *Ziziphus jujuba* Mill.

科名：鼠李科 *Rhamnaceae*
別名：紅棗、良棗、乾赤棗、南棗、刺棗、木蜜。
分布：多見栽植。
藥用部位：根。
性味：甘，平。
效用：根能祛風、活血、調經，治關節酸痛、胃痛、吐血、血崩、月經不調、風疹、丹毒。樹皮治崩漏。

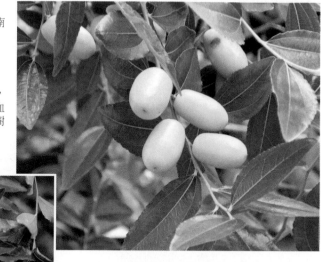

地錦 *Parthenocissus tricuspidata* (Sieb. & Zucc.) Planchon

科名：葡萄科 *Vitaceae*
別名：爬牆虎、爬山虎、土鼓藤。
分布：臺灣全境山野或栽培。
藥用部位：莖。
性味：甘，溫。
效用：莖能祛風、活血、舒筋、消腫、止痛，治風濕關節痛、瘡癤、乳癰；外用洗皮膚病、癰瘡。

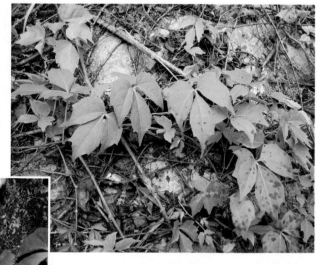

葡萄 *Vitis vinifera* L.

科名：葡萄科 *Vitaceae*
別名：草龍珠、菩提子、葡桃、
蒲陶、賜紫櫻桃。
分布：皆爲栽培。
藥用部位：果實。
性味：甘、酸，平。
效用：果實能補氣血、強筋骨、
利小便、安胎，治氣血衰弱、肺
虛咳嗽、浮腫、小便淋痛、胎動
不安、麻疹不透。

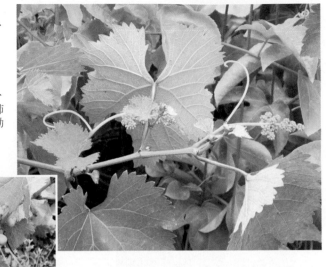

黃麻 *Corchorus capsularis* L.

科名：田麻科 *Tiliaceae*
別名：麻薏、絲麻、絡麻、三珠
草、天紫蘇。
分布：臺灣中、南部之耕地、平
野。
藥用部位：葉、根。
性味：苦、溫。
效用：葉能理氣止血、排膿生肌
，治腹痛、痢疾、血崩、瘡癰。
根治帶下、血崩。種子治血枯經
閉、月經不調、血崩。

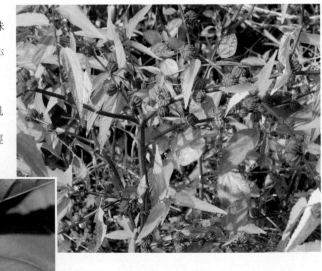

秋葵 *Abelmoschus esculentus* (L.) Moench

科名：錦葵科 *Malvaceae*
別名：黃秋葵、羊角豆、毛茄、食用秋葵、咖啡葵、木絲瓜、越南芝麻。
分布：皆為栽培。
藥用部位：根、葉、花或種子。
性味：淡，寒。
效用：根、葉、花或種子能利咽、通淋、下乳、調經，治月經不調、產後乳汁稀少、小便淋瀝、咽喉腫痛。

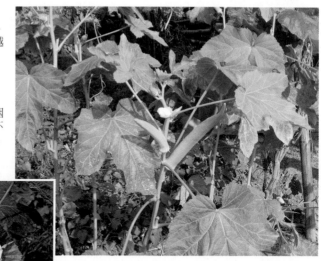

黃葵 *Abelmoschus moschatus* (L.) Medicus

科名：錦葵科 *Malvaceae*
別名：香葵、麝香秋葵、山油麻、野芙蓉、假山稔、三腳鱉。
分布：臺灣全境平野至低海拔荒野。
藥用部位：全株。
性味：微甘，寒。
效用：全株能清熱解毒、下乳通便，治高熱不退、產後乳汁不通、大便秘結、癰瘡、癤腫、無名腫毒。

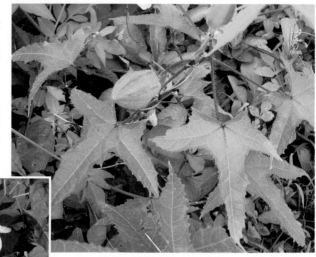

編語：臺灣民間認為本植物果實酷似公羊的性器官，故又俗稱其為「(山) 羊仔爛趴(LP)」。

磨盤草 *Abutilon indicum* (L.) Sweet

科名：錦葵科 *Malvaceae*
別名：朴仔草、米藍草、倒吊風
、帽仔盾、磨仔盾草、冬葵子。
分布：臺灣全境低海拔路旁或荒
廢地。
藥用部位：種子。
性味：辛、甘，寒。
效用：種子能清熱解毒、利水通
竅，治便秘、痢疾、水腫、乳汁
少、耳聾、癰疽腫毒。

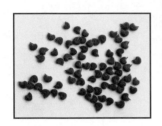

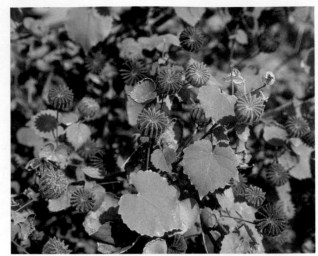

蜀葵 *Althaea rosea* (L.) Cav.

科名：錦葵科 *Malvaceae*
別名：吳葵、胡葵、一丈紅、端
午花。
分布：皆為栽培。
藥用部位：根、花或種子。
性味：甘，寒。
效用：根能清熱涼血、利尿排膿
，治淋病、白帶、瘡腫。花治血
崩、帶下。種子能催生。

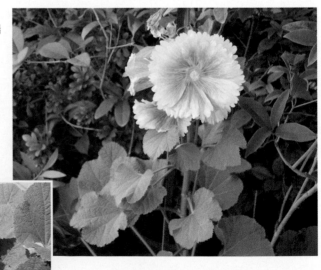

木芙蓉 *Hibiscus mutabilis* L.

科名：錦葵科 *Malvaceae*
別名：三變花、拒霜花、醉酒芙
蓉、芙蓉花、朝開暮落花。
分布：多見栽培。
藥用部位：花。
性味：微辛，涼。
效用：花能清熱解毒、涼血消腫
，治癰腫、疔瘡、肺癰、肺熱咳
嗽、吐血、崩漏、帶下病。

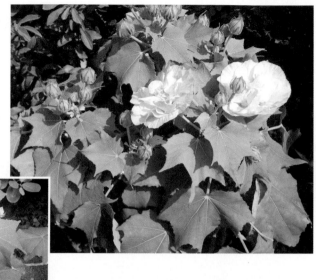

扶桑 *Hibiscus rosa-sinensis* L.

科名：錦葵科 *Malvaceae*
別名：朱槿、大紅花、赤槿、紅
佛桑。
分布：多見栽培。
藥用部位：花或根。
性味：花：甘，寒。根：澀，平
。
效用：花能清肺化痰、涼血解毒
，治痰火咳嗽、衄血、月經不調
、癰瘡、乳癰。根能清熱止咳、
利尿調經，治月經不調、血崩、
咳嗽、帶下、經閉。

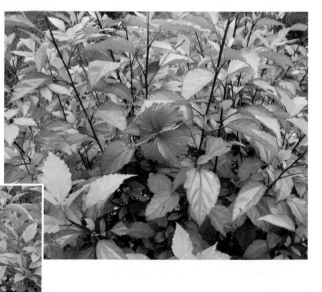

木槿 *Hibiscus syriacus* L.

科名：錦葵科 *Malvaceae*
別名：水錦花、朝開暮落花、籬
障花。
分布：多見栽培。
藥用部位：根皮及莖皮(稱木槿
皮)。
性味：甘、苦，涼。
效用：木槿皮能清熱解毒、利濕
止癢，治黃疸、痢疾、腸風瀉血
、肺癰、腸癖、帶下、痔瘡、陰
囊濕疹。花及根治白帶。

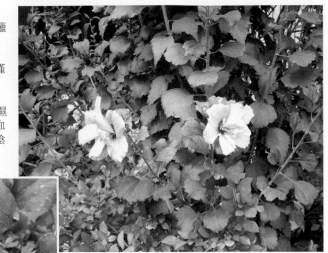

虱母 *Urena lobata* L.

科名：錦葵科 *Malvaceae*
別名：肖梵天花、紅花地桃花、
假桃花、虱母子、野棉花、三腳
破。
分布：臺灣全境低海拔山坡、路
旁草叢或灌叢中。
藥用部位：根。
性味：甘、辛，平。
效用：根能清熱解毒、祛風利濕
、行氣活血，治經前腹痛、水腫
、風濕、刀傷出血、跌打損傷。

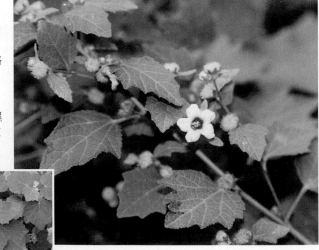

編語：據先師甘偉松教授調查，本品可能有墮胎之作
　　　用。

梵天花 *Urena procumbens* L.

科名：錦葵科 *Malvaceae*
別名：天花、野棉花、小桃花、三角楓。
分布：臺灣全境低海拔山坡、路旁草叢或灌叢中。
藥用部位：根。
性味：甘、苦，溫。
效用：根能健脾祛濕、活血化瘀，治風濕、水腫、跌打、癰疽、白帶、肝炎、瘧疾。

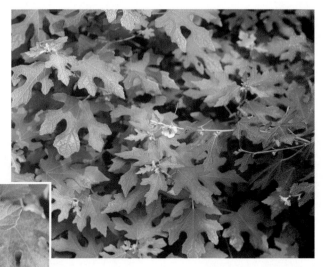

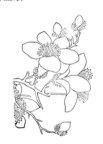

木棉 *Bombax malabarica* DC.

科名：木棉科 *Bombacaceae*
別名：斑芝樹、加薄棉、棉樹。
分布：多見栽培。
藥用部位：樹皮、根皮或花。
性味：樹皮：辛、苦，涼。根皮：辛，平。花：甘，涼。
效用：樹皮能清熱解毒、散瘀止血，治風濕痹痛、泄瀉、痢疾、慢性胃炎、胃潰瘍、崩漏下血。根皮能祛風除濕、散結止痛，治肝炎、風濕痹痛、胃潰瘍、產後浮腫。花治血崩。

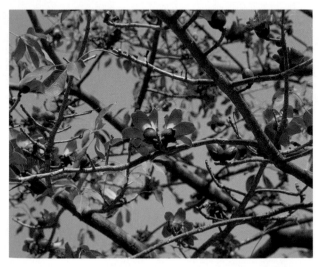

梧桐 *Firmiana simplex* (L.) W. F. Wight

科名：梧桐科 *Sterculiaceae*
別名：青桐、耳桐、桐麻樹、櫬
皮、中國梧桐、國桐。
分布：臺灣東部、中部及南部低
海拔次森林中。
藥用部位：樹皮(去掉栓皮，稱
梧桐白皮)
性味：甘、苦，涼。
效用：梧桐白皮能袪風除濕、活
血通經，治風濕痺痛、月經不調
、痔瘡脫肛、丹毒、跌打。

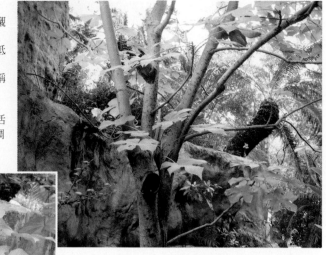

番木瓜 *Carica papaya* L.

科名：番木瓜科 *Caricaceae*
別名：木瓜(通稱)。
分布：皆為栽培。
藥用部位：果實
性味：甘，平。
效用：果實能消食驅蟲、消腫解
毒、通乳降壓，治消化不良、蟯
蟲病、癰癤腫毒、跌打、濕疹、
潰瘍病、產婦乳少、高血壓、二
便不暢。

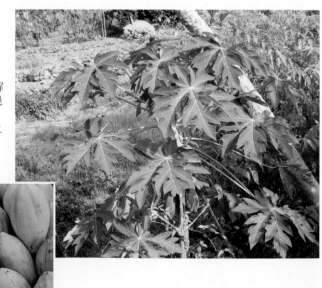

椬梧 *Elaeagnus oldhamii* Maxim.

科名：胡頹子科 *Elaeagnaceae*
別名：柿糊、福建胡頹子、鍋底刺。
分布：臺灣全境平地至海拔500公尺山區。
藥用部位：全株。
性味：酸、澀，平。
效用：全株能袪風理濕、下氣定喘、固腎止帶，治疲倦乏力、消化不良、風濕關節痛、哮喘久咳、腎虧腰痛、盜汗、遺精、帶、跌打損傷。

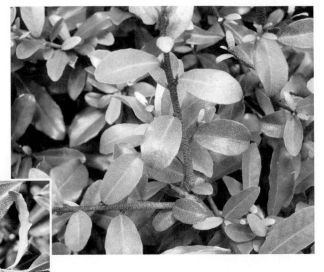

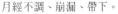

安石榴 *Punica granatum* L.

科名：安石榴科 *Punicaceae*
別名：石榴、白石榴、紅石榴、榭榴。
分布：多見栽培。
藥用部位：根、花。
性味：根：苦、澀，溫。花：酸、澀，平。
效用：根能殺蟲、澀腸、止帶，治蛔蟲寄生、赤白帶下。花能止血，治鼻衄、吐血、創傷出血、月經不調、崩漏、帶下。

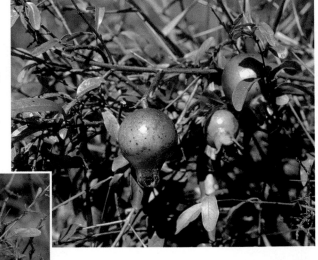

絲瓜 *Luffa cylindrica* (L.) Roem.

科名：葫蘆科(瓜科) *Cucurbitaceae*
別名：菜瓜。
分布：皆為栽培。
藥用部位：成熟果實之網狀纖維
(稱絲瓜絡)。
性味：甘，平。
效用：絲瓜絡能通經活絡、清熱
化痰、利尿消腫，治肺熱咳嗽、
經閉、乳汁不通、癰腫、痔漏。

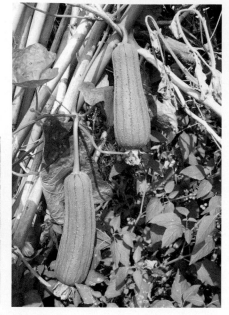

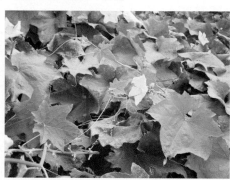

木鱉子 *Momordica cochinchinensis* (Lour.) Spreng.

科名：葫蘆科(瓜科) *Cucurbitaceae*
別名：臭屎瓜、土木鱉、木別子
、木鱉瓜、藤桐。
分布：臺灣全境低海拔森林中。
藥用部位：種子。
性味：苦、微甘，溫，有毒。
效用：種子能消腫散結、解毒生
肌，治癰腫、疔瘡、乳癰、頭癬
、痔瘡、無名腫毒、疳積痞塊、
風濕痺痛。

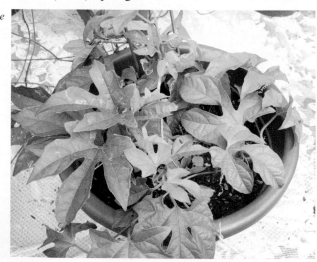

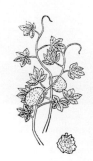

紫薇 *Lagerstroemia indica* L.

科名：千屈菜科 *Lythraceae*
別名：百日紅、猴郎達樹、滿堂
紅、癢癢花、紫荊花。
分布：多見栽培。
藥用部位：花。
性味：微酸，寒。
效用：花能活血、止血、清熱，
治胎動不安、月經不調、痢疾、
偏頭痛、跌打損傷、癰瘡腫毒。
根及樹皮治各種出血、乳癰。

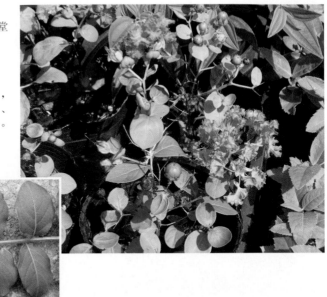

桃金孃 *Rhodomyrtus tomentosa* (Ait.) Hassk.

科名：桃金孃科 *Myrtaceae*
別名：山棯、水刀蓮、紅棯、哆
哞仔。
分布：臺灣中、北部山麓較乾燥
丘陵、坡地、山路旁。
藥用部位：果實。
性味：甘、澀，平。
效用：果實能補血止血、滋養安
胎、澀腸固精、降血糖，治血
虛、吐血、病後體虛、遺精、耳
鳴、胎動不安。根治崩漏。

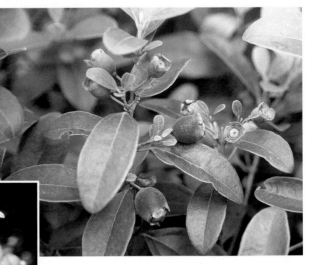

野牡丹 *Melastoma candidum* D. Don

科名：野牡丹科*Melastomataceae*
別名：王不留行、大金香爐、山石榴、九螺仔花、埔筆仔。
分布：臺灣全境低海拔山野、林緣或空曠地。
藥用部位：全草。
性味：苦、澀，平。
效用：全草能清熱解毒、活血消腫、祛風除濕，治乳汁不下、月經不通、跌打損傷、癰腫疔瘡。

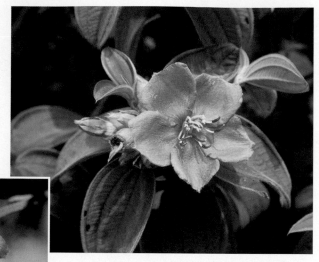

編語：臺灣藥材市場多以本植物之根及幹，充「王不留行」藥材使用。

細葉水丁香 *Ludwigia hyssopifolia* (G. Don) Exell

科名：柳葉菜科 *Onagraceae*
別名：草龍、小本水丁香、小本水香蕉、針筒草、針銅射、田浮草、線葉丁香蓼。
分布：臺灣全境平地至低海拔溝旁、田邊、路旁、草叢中。
藥用部位：全草。
性味：淡、辛、微苦，涼。
效用：全草能清熱解毒、利尿消腫、涼血止血，治感冒發熱、喉痛、牙痛、口舌生瘡、濕熱瀉痢、水腫、淋痛、疳積、瘡瘍癤腫、咳血、吐血、便血、崩漏。

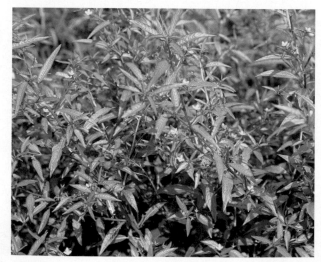

水丁香 *Ludwigia octovalvis* (Jacq.) Raven

科名：柳葉菜科 *Onagraceae*
別名：水香蕉、假香蕉、假黃車
、針筒草、針銅射、毛草龍。
分布：臺灣全境平地至低海拔溝
旁、田邊、路旁、草叢中。
藥用部位：全草。
性味：苦、微辛，涼。
效用：全草能清熱利濕、解毒消
腫，治感冒發熱、咽喉腫痛、口
舌生瘡、高血壓、水腫、濕熱瀉
痢、淋痛、白濁、帶下、乳癰、
燙火傷、毒蛇咬傷。

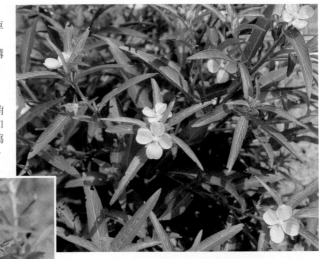

編語：臺灣民間常見僅取本植物之根及莖入藥，稱水
丁香頭。

曇花 *Epiphyllum oxypetalum* (DC.) Haw.

科名：仙人掌科 *Cactaceae*
別名：鳳花、金鉤蓮、葉下蓮、
瓊花、月下美人。
分布：多見栽培。
藥用部位：花。
性味：甘，平。
效用：花能止血清肺、止咳化痰
，治氣喘、肺癆、咳嗽、咯血、
高血壓、崩漏。

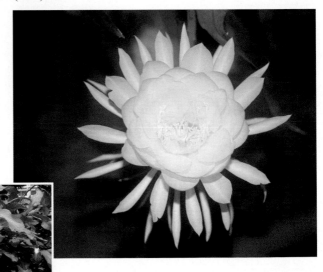

臺灣楤木 *Aralia decaisneana* Hance

科名：五加科 *Araliaceae*

別名：刺楤、鵲不踏、黃毛楤木、楤木。

分布：臺灣全境低海拔向陽地區。

藥用部位：根。

性味：甘、微苦，平。

效用：根能祛風除濕、散瘀消腫、活血通經，治風濕腰痛、肝炎、腎炎水腫、風熱感冒頭痛、咳嗽、濕熱黃疸、水腫、淋濁、帶下、經閉、產後風痛、跌打。

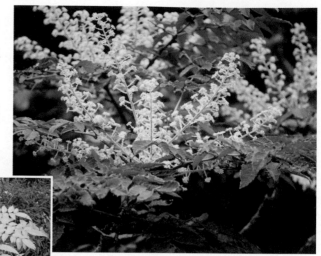

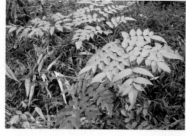

鵝掌藤 *Schefflera arboricola* (Hayata) Kanehira

科名：五加科 *Araliaceae*

別名：江某松、狗腳蹄、七葉蓮。

分布：臺灣全境山區至海拔1800公尺之岩壁及樹上。

藥用部位：莖、葉。

性味：苦、甘，溫。

效用：莖、葉能止痛、散瘀、消腫，治風濕痺痛、頭痛、牙痛、脘腹疼痛、經痛、產後腹痛、跌打腫痛、骨折、瘡腫。

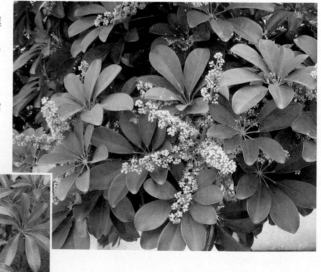

通脫木 *Tetrapanax papyriferus* (Hook.) K. Koch

科名：五加科 *Araliaceae*
別名：花草、通草、蓮草。
分布：臺灣全境山區至海拔1600
公尺之高地。
藥用部位：莖髓。
性味：甘、淡、微寒。
效用：莖髓能清熱、利尿、通乳
，治水腫、小便淋痛、頻尿、黃
疸、濕溫病、帶下、經閉、乳汁
較少或不下。

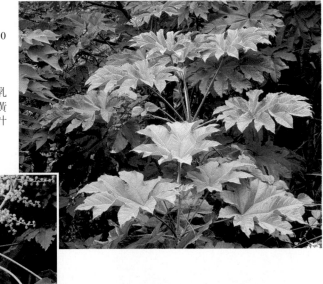

高氏柴胡 *Bupleurum kaoi* Liu, Chao & Chuang

科名：繖形科 *Umbelliferae*
別名：清水柴胡。
分布：臺灣中、北部低海拔山區
。
藥用部位：根。
性味：苦、辛，涼。
效用：根能疏肝、理氣，治瘧疾
、肝病、黃疸、月經失調、頭痛
、頭暈、消化不良、嘔吐、背痛
。

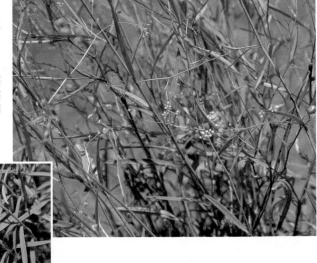

茴香 *Foeniculum vulgare* Mill.

科名：繖形科 *Umbelliferae*
別名：懷香、土茴香、野茴香。
分布：皆為栽培。
藥用部位：果實(稱小茴香)。
性味：辛，溫。
效用：果實能散寒止痛、理氣和
胃，治經痛、小腹冷痛、食少吐
瀉、睪丸偏墜、疝氣。

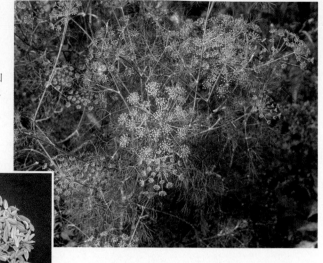

乞食碗 *Hydrocotyle nepalensis* Hook.

科名：繖形科 *Umbelliferae*
別名：含殼草、含殼錢草、紅骨
蚶殼仔草、變地忽。
分布：臺灣全境平野至山區路旁
。
藥用部位：全草。
性味：辛、微苦，涼。
效用：全草能活血止血、清肺熱
、散血熱，治跌打、感冒、咳嗽
痰血、痢疾、泄瀉、經痛、月經
不調。

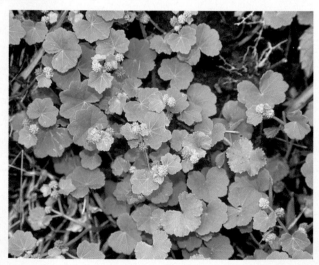

水靳 *Oenanthe javanica* (Blume) DC.

科名：繖形科 *Umbelliferae*
別名：水芹菜、山芥菜、細本山
水芹、野芹菜。
分布：臺灣全境水田溝渠旁及陰
溝潮濕處。
藥用部位：全草。
性味：甘、辛，涼。
效用：全草能清熱解毒、利濕涼
血，治暑熱煩渴、小便不利、黃
疸、淋病、帶下病、瘰癧、痄
腮、高血壓。

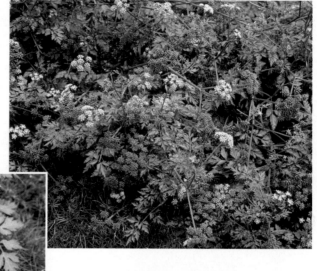

白花藤 *Plumbago zeylanica* L.

科名：藍雪科 *Plumbaginaceae*
別名：烏面馬、白花丹、白雪花
、百花藤、小雞髻。
分布：臺灣全境平野至低海拔山
區植叢或草地。
藥用部位：全草。
性味：辛、苦、澀，溫，有毒。
效用：全草能活血散瘀、祛風止
痛、通經殺蟲，治風濕性關節
炎、經閉、心胃氣痛、肝脾腫
大、跌打損傷、腫毒惡瘡、疥
癬、毒蛇咬傷。

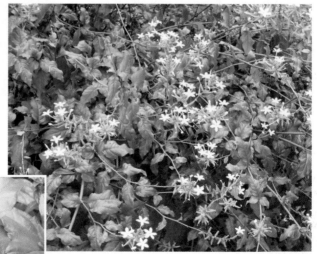

編語：據先師甘偉松教授調查，本品可能具墮胎作
　　　用。

灰木 *Symplocos chinensis* (Lour.) Druce

科名：灰木科 *Symplocaceae*
別名：白礬、牛屎烏、白檀、白花茶、碎米子樹、烏子樹、毛老虎、山白芷。
分布：臺灣全境低至中海拔山區森林中。
藥用部位：果實。
性味：微苦，微寒，有小毒。
效用：果實能解毒、軟堅、調氣，治乳癰、瘰癧、疝氣、腸癰、胃癌，研末治爛瘡。

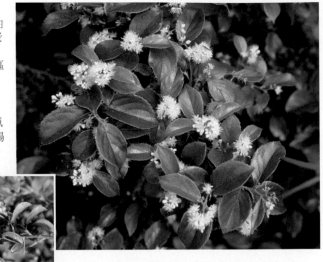

白蒲姜 *Buddleja asiatica* Lour.

科名：馬錢科 *Loganiaceae*
別名：駁骨丹、山埔姜、海揚波、揚波。
分布：臺灣全境村邊、溪旁、山麓向陽地區。
藥用部位：全株。
性味：苦、微辛，溫，有小毒。
效用：全株能祛風利濕、行氣活血、理氣止痛、舒筋活絡，治風濕關節痛、風寒發熱、頭身酸痛、脾濕腹脹、跌打、皮膚病、婦女產後頭風痛、胃寒作痛。

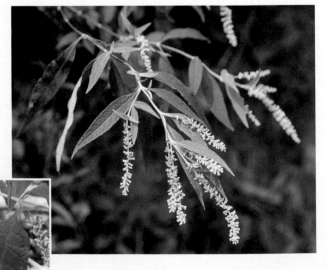

編語：本植物之屬名Buddleja，亦可寫為Buddleia。

小花黃蟬 *Allamanda neriifolia* Hook.

科名：夾竹桃科 *Apocynaceae*
別名：硬枝黃蟬、叢立黃蟬、黃蟬。
分布：皆為栽培。
藥用部位：全株。
性味：辛、苦，溫，有毒。
效用：全株能殺蟲、墮胎。

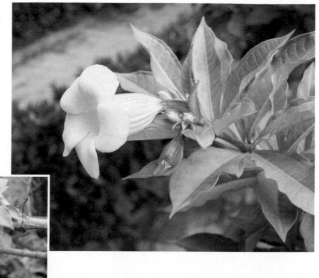

長春花 *Catharanthus roseus* (L.) Don

科名：夾竹桃科 *Apocynaceae*
別名：日日春、雁來紅、四時春、三萬花。
分布：臺灣全境平野隨處可見，或人家栽培。
藥用部位：全草。
性味：微苦，涼，有毒。
效用：全草能抗癌、降血壓、鎮靜安神、清熱解毒，治急性淋巴細胞性白血病、淋巴肉瘤、肺癌、絨毛膜上皮癌、子宮癌、高血壓。

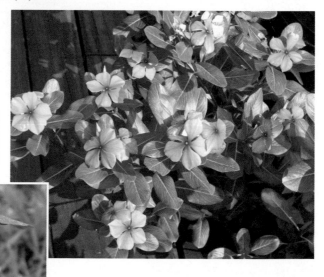

海檬果 *Cerbera manghas* L.

科名：夾竹桃科 *Apocynaceae*
別名：山檬仔、猴歡喜。
分布：臺灣全境海岸附近。
藥用部位：全草。
性味：微苦，涼，有大毒。
效用：全草能鎮靜安神、平肝降
壓、抗癌，治高血壓、白血病、
肺癌、淋巴腫瘤。種子可製外科
膏藥或麻醉藥。樹液能催吐、瀉
下、墮胎。

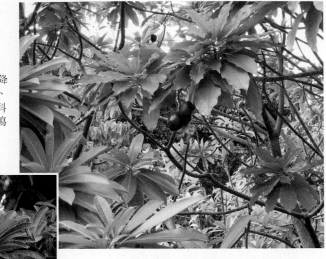

酸藤 *Ecdysanthera rosea* Hook. & Arn.

科名：夾竹桃科 *Apocynaceae*
別名：白椿根、白漿藤。
分布：臺灣全境低海拔山麓闊葉
樹林內。
藥用部位：藤。
性味：酸、微澀，涼。
效用：藤能清熱解毒、利濕化滯
、消腫止痛、安胎，治咽喉腫
痛、口腔潰爛、牙齦炎、慢性腎
炎、食滯脹滿、癰腫瘡毒、水
腫、泄瀉、風濕骨痛、跌打瘀
腫、胎動不安。

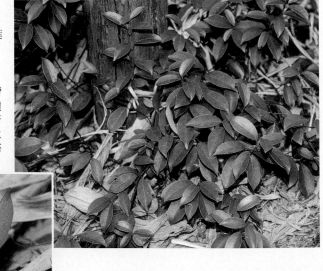

馬利筋 *Asclepias curassavica L.*

科名：蘿藦科 *Asclepiadaceae*
別名：尖尾鳳、蓮生桂子花、芳草花。
分布：庭園栽培或馴化野生臺灣各地。
藥用部位：全草。
性味：苦，寒。
效用：全草能清熱解毒、活血止血、消腫止痛，治乳蛾、肺熱咳嗽、痰喘、熱淋、小便淋痛、崩漏、帶下、月經不調、癰瘡腫毒、濕疹、頑癬、外傷出血。

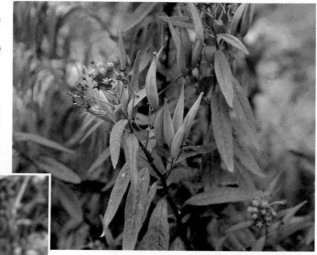

纖花耳草 *Hedyotis tenelliflora* Blume

科名：茜草科 *Rubiaceae*
別名：杉刺、細葉龍吐珠、狹葉涼喉草、珠仔草。
分布：臺灣全境平野至低海拔山區。
藥用部位：全草。
性味：微苦、辛、寒。
效用：全草能清熱解毒、消腫止痛、行氣活血，治慢性肝炎、肺熱咳嗽、肝硬化腹水、腸癰、痢疾、小兒疝氣、經閉、風濕關節痛、風火牙痛。

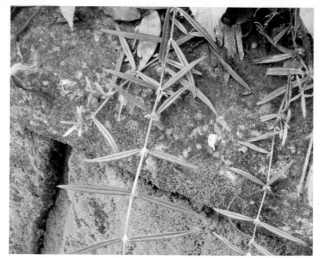

曲節草 *Serissa japonica* Thunb.

科名：茜草科 *Rubiaceae*
別名：滿天星、白馬骨、六月霜
、噴雪花、六月雪。
分布：皆爲栽培。
藥用部位：全株。
性味：淡，平。
效用：全株能祛風除濕、補脾調
氣，治感冒、急性肝炎、風濕關
節痛、水腫、腎盂腎炎、白帶、
月經不調。

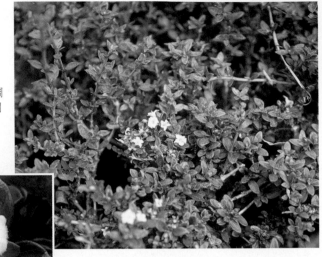

菟絲 *Cuscuta australis* R. Br.

科名：旋花科 *Convolvulaceae*
別名：澳洲菟絲、豆虎、無根草
、無娘藤、金線草。
分布：臺灣全境低海拔地區常見
的寄生性植物。
藥用部位：種子。
性味：辛、甘，平。
效用：種子能補腎益精、養肝明
目、固胎止瀉，治腰膝酸痛、遺
精、陽萎、早泄、不育症、消
渴、淋濁、遺尿、目昏耳鳴、胎
動不安、流產、泄瀉。

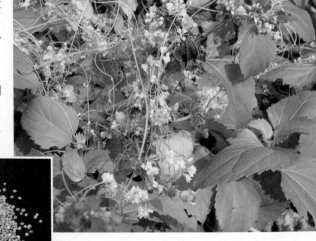

土丁桂 *Evolvulus alsinoides* (L.) L.

科名：旋花科 *Convolvulaceae*
別名：人字草、毛將軍。
分布：臺灣全境砂地水邊及乾燥
　　　草地、海岸岩間。
藥用部位：全草。
性味：甘、苦、澀，平。
效用：全草能清熱解毒、散瘀止
　　　痛、平喘止咳，治肝炎黃疸、胃
　　　痛、消化不良、急性腸炎、疔
　　　腫、痢疾、泄瀉、淋症、帶下、
　　　跌打損傷、腰腿痛。

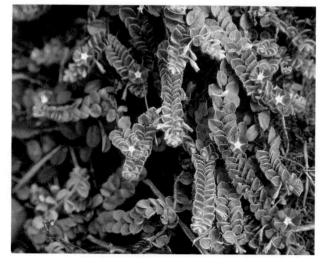

空心菜 *Ipomoea aquatica* Forsk.

科名：旋花科 *Convolvulaceae*
別名：甕菜、蕹菜、草菜、應菜
　　　。
分布：多見栽培，當蔬菜。
藥用部位：全草。
性味：辛、淡，涼。
效用：全草能清熱、解毒、止血
　　　，治乳癰、牙痛、瘡痛、痔漏、
　　　尿血、便秘、淋濁、癰腫、骨折
　　　受傷、食物中毒。

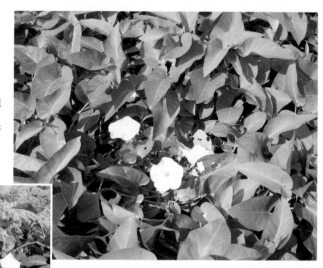

藤紫丹 *Tournefortia sarmentosa* Lam.

科名：紫草科 *Boraginaceae*
別名：拍拍藤、冷飯藤、清飯藤
、倒爬麒麟、疤草、黑藤。
分布：臺灣南部近海乾燥林中。
藥用部位：莖、葉。
性味：苦、辛，溫。
效用：莖、葉能活血、祛風、解
毒、消腫，治筋骨酸痛、潰爛、
創傷出血、心臟無力、氣虛頭
痛、白濁、白帶、帶狀疱疹。

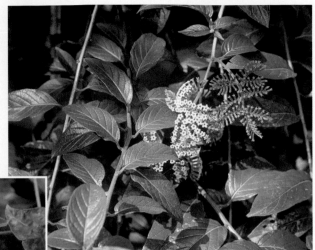

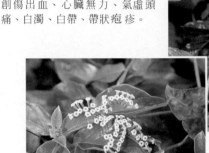

杜虹花 *Callicarpa formosana* Rolfe

科名：馬鞭草科 *Verbenaceae*
別名：粗糠仔、白粗糠、山檳榔
、臺灣紫珠。
分布：臺灣全島平野和山麓 普遍
可見。
藥用部位：根。
性味：苦、澀，涼。
效用：根能補腎滋水、清血去瘀
，治風濕、手腳酸軟無力、下消
、白帶、喉痛、神經痛、眼疾、
呼吸道感染、扁桃腺炎、肺炎、
支氣管炎、咳血、鼻出血。

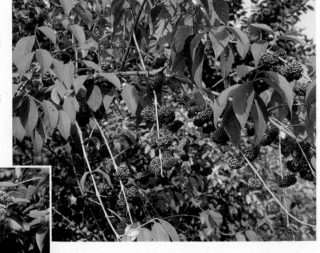

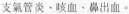

白毛臭牡丹 *Clerodendrum canescens* Wall. *ex* Walpers

科名：馬鞭草科 *Verbenaceae*
別名：灰毛大青、天燈籠、獅子球。
分布：臺灣中、北部低海拔山區。
藥用部位：全株。
性味：甘、淡，涼。
效用：全株能養陰清熱、宣肺祛痰、鎮痛涼血，治感冒高熱、肺癆、痢疾、帶下病、風濕痛、經痛；外用治乳瘡。

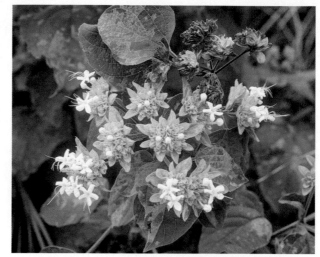

大青 *Clerodendrum cyrtophyllum* Turcz.

科名：馬鞭草科 *Verbenaceae*
別名：鴨公青、觀音串、埔草樣、臭腥公、臭腥仔、細葉臭牡丹。
分布：臺灣全境低、中海拔平野、山麓。
藥用部位：根及幹。
性味：苦、寒。
效用：根及幹能解熱止渴、祛風清血，治月內風、產婦口渴、白帶、梅毒、目赤腫痛、男女轉身虛弱。

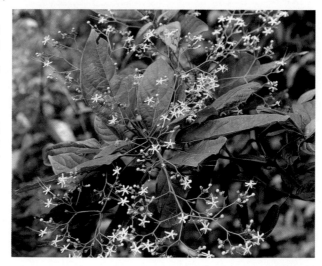

編語：婦女於生產後，多會面臨利尿期階段，此時所引發的口渴症狀，本品為其最佳用藥之一。

龍船花 *Clerodendrum paniculatum* L.

科名：馬鞭草科 *Verbenaceae*
別名：圓錐大青、蛇痼花、瘋婆花。
分布：臺灣全境平野至低海拔山區。
藥用部位：根及莖。
性味：苦，寒。
效用：根及莖能調經、理氣，治月經不調、赤白帶下、淋病、腰酸背痛、糖尿病。

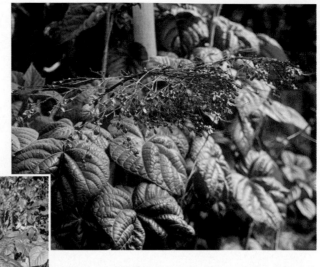

編語：本種於臺灣植物誌第2版中，其學名被更改爲 *Clerodendrum kaempferi* (Jacq.) Sieb. *ex* Steud. 。

白龍船花 *Clerodendrum paniculatum* L. var. *albiflorum* (Hemsl.) Hsieh

科名：馬鞭草科 *Verbenaceae*
別名：白龍船、白起瘋花。
分布：臺灣已少見野生，多見栽培。
藥用部位：根及莖。
性味：苦，寒。
效用：根及莖能固腎、調經、理氣、袪風、除濕，治月經不調、赤白帶、下消、淋病、肝病、腰酸背痛、腳氣水腫、糖尿病。

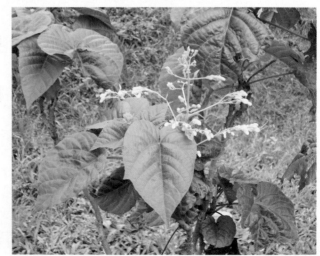

石莧 *Phyla nodiflora* (L.) Greene

科名：馬鞭草科 *Verbenaceae*
別名：鴨舌癀、鴨嘴癀、鴨嘴篦癀。
分布：臺灣全境平野至低海拔山區。
藥用部位：全草。
性味：酸、甘、微苦，寒。
效用：全草能清熱解毒、散瘀消腫，治女性不孕、跌打損傷、咽喉腫痛、牙疳、癰疽瘡毒、濕疹、疥癬。

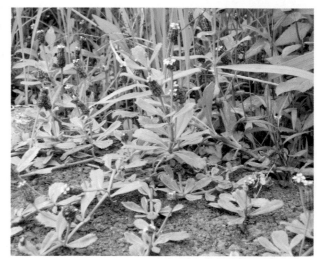

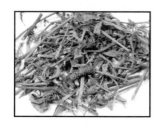

馬鞭草 *Verbena officinalis* L.

科名：馬鞭草科 *Verbenaceae*
別名：茶木草、鐵釣竿、白馬鞭、馬鞭梢、瘧馬鞭。
分布：臺灣全境中、低海拔原野及路旁。
藥用部位：全草。
性味：苦、辛，微寒。
效用：全草能清熱解毒、截瘧殺蟲、活血利尿，治感冒發熱、牙齦腫痛、濕熱黃疸、癰瘡腫毒、咽喉腫痛、腹水煩渴、經閉、經痛、小便不利、跌打。

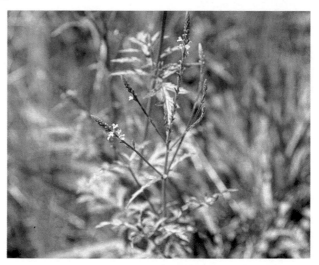

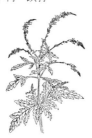

益母草 *Leonurus japonicus* Houtt.

科名：唇形科 *Labiatae*
別名：茺蔚、益母艾、鴨母草。
分布：臺灣全境平地至低海拔地區。
藥用部位：全草。
性味：辛、苦，涼。
效用：全草能利水、調經、活血，治腳氣浮腫、月經不調、胎漏難產、胞衣不下、產後血暈、血崩、尿血、癰腫瘡瘍。

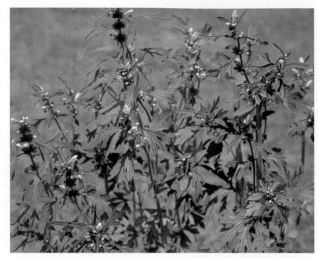

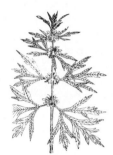

白花草 *Leucas chinensis* (Retz.) R. Br.

科名：唇形科 *Labiatae*
別名：白花仔草、金錢薄荷、春草、虎咬癀。
分布：臺灣全境中、低海拔灌叢、草地及海濱。
藥用部位：全草。
性味：甘、微辛，平。
效用：全草能清肺止咳、清熱解毒、補腎消炎，治腸炎、盲腸炎、子宮炎、疔瘡腫毒、肺熱咳嗽、咯血、胸痛、乳腺炎、毒蛇咬傷。

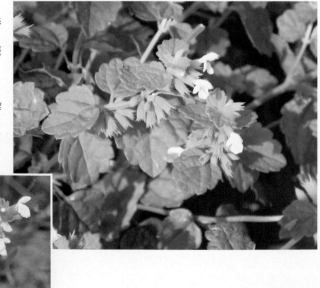

羅勒 *Ocimum basilicum* L.

科名：唇形科 *Labiatae*
別名：九層塔、千層塔、香草、
魚香、零凌香、光明子。
分布：多見栽培。
藥用部位：根及粗莖。
性味：辛，溫。
效用：根及粗莖能袪風利濕、發
汗解表、健脾化濕、散瘀止痛，
治風寒感冒、頭痛、胃腹脹滿、
消化不良、胃痛、泄瀉、月經不
調、跌打損傷。

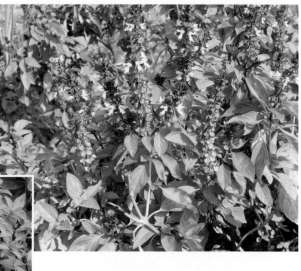

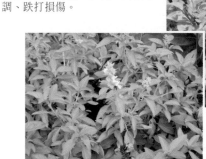

紫蘇 *Perilla frutescens* Britt. var. *crispa* Decaisne forma *purpurea* Makino

科名：唇形科 *Labiatae*
別名：蘇、赤蘇、桂荏、紅紫蘇
、蛙蘇。
分布：多見栽培。
藥用部位：全草。
性味：辛，溫。
效用：全草能發表散寒、下氣消
痰、理氣疏鬱、安胎，治感冒、
咳嗽、咳逆、痰喘、氣鬱、食
滯、胎氣不和。

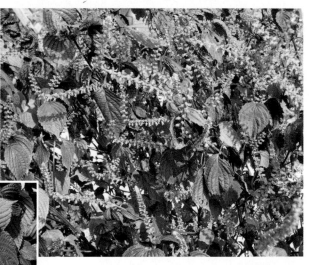

夏枯草 *Prunella vulgaris* L.

科名：唇形科 *Labiatae*
別名：大本夏枯草、大頭花。
分布：臺灣常見於北部山野。
藥用部位：花序及果穗。
性味：苦、辛，寒。
效用：花序及果穗能清肝、散結
、消腫，治目赤腫痛、目珠夜
痛、頭痛眩暈、瘰癧、瘦瘤、
乳癰腫痛、乳腺增生症、高血
壓。

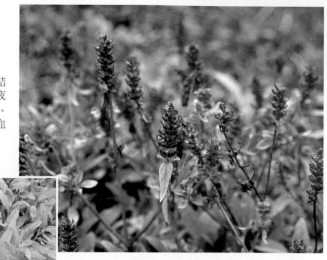

夜來香 *Cestrum nocturum* L.

科名：茄科 *Solanaceae*
別名：夜香花、夜香樹、洋素馨
、夜丁香、木本夜來香。
分布：多見栽培。
藥用部位：葉。
性味：苦，涼。
效用：葉能清熱、消腫，外用治
乳癰、癰瘡。

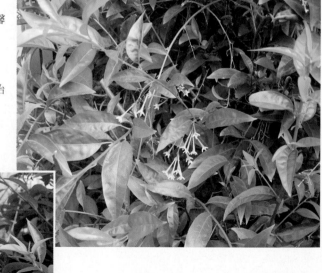

龍葵 *Solanum nigrum* L.

科名：茄科 *Solanaceae*
別名：黑子仔菜、烏子茄、烏甜
菜、苦菜、苦葵、天茄子。
分布：臺灣全境郊野至低海拔較
潮濕地區。
藥用部位：全草。
性味：苦、微甘，寒，有小毒。
效用：全草能清熱解毒、消腫散
結、活血利尿，治癰腫、丹毒、
癌症、疔瘡、跌打、慢性咳嗽、
痰喘、水腫、帶下。

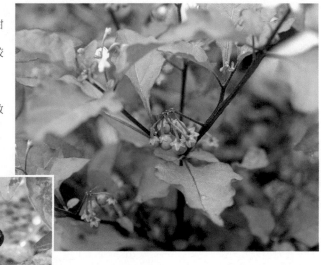

通泉草 *Mazus pumilus* (Burm. f.) Steenis

科名：玄參科 *Scrophulariaceae*
別名：烏子草、米舅通泉草。
分布：臺灣全境低海拔荒地、路
旁及濕生草地。
藥用部位：全草。
性味：甘，涼。
效用：全草能調經利尿、清熱解
毒、消腫止痛，治頭痛、偏頭
痛、腎炎、水腫、月經不調、消
化不良、癰疽、疔瘡、蛇傷。

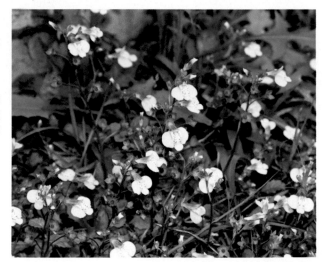

列當 *Orobanche caerulescens* Stephan *ex* Willd.

科名：列當科 *Orobanchaceae*
別名：栗當、草蓯蓉、花蓯蓉、
兔子拐杖。
分布：臺灣全境海岸邊至高海拔
之草生地、砂丘上。
藥用部位：全草。
性味：甘、酸，平。
效用：全草能強腎補陽、壯筋骨
、強精神、潤腸，治精神衰弱、
腰足酸軟、腰膝冷痛、腎虛陰
萎、遺精、宮冷不孕、肝病、黃
疸。

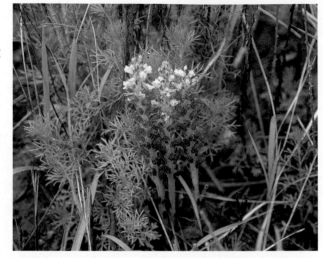

胡麻 *Sesamum indicum* L.

科名：胡麻科 *Pedaliaceae*
別名：芝麻、烏麻、油麻。
分布：皆爲栽培。
藥用部位：種子。
性味：甘，平。
效用：種子能補肝腎、益精血、
潤腸燥、通乳，治頭暈眼花、耳
鳴、耳聾、鬚髮早白、病後脫
髮、腸燥便秘、產婦乳少。

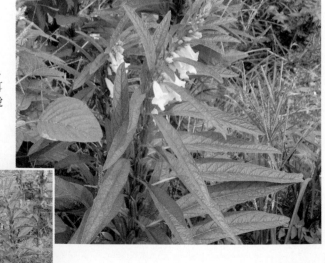

金銀花 *Lonicera japonica* Thunb.

科名：忍冬科 *Caprifoliaceae*
別名：新店忍冬、四時春、忍冬
藤、毛金銀花、忍冬。
分布：臺灣全境低海拔林緣或灌
叢中。
藥用部位：花蕾。
性味：甘，涼。
效用：花蕾能清熱、解毒，治咽
喉腫痛、流行性感冒、乳蛾、乳
癰、腸癰、癰癤膿腫、丹毒、外
傷感染、帶下。

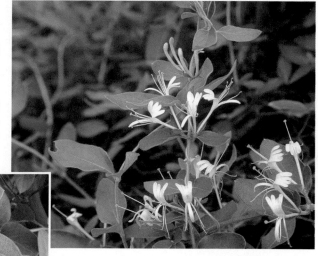

土黨參 *Codonopsis javanica* (Blume) Miq. subsp. *japonica* (Maxim *ex* Makino) Lammers

科名：桔梗科 *Campanulaceae*
別名：金錢豹、野黨參。
分布：臺灣全境海拔700～1700
公尺灌木叢及森林邊緣。
藥用部位：根。
性味：甘，平。
效用：根能清熱鎮靜、健脾補氣
、袪痰止咳，治氣虛乏力、泄
瀉、肺虛咳嗽、腎虛、小兒疳
積、乳汁稀少。

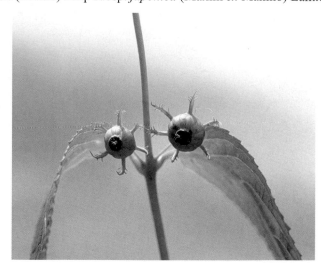

普剌特草 *Pratia nummularia* (Lam.) A. Br. & Asch.

科名：桔梗科 *Campanulaceae*
別名：老鼠拖秤錘、銅錘草、銅錘玉帶草。
分布：臺灣各地海拔75～2500公尺潮濕森林灌木叢中。
藥用部位：全草。
性味：苦、辛、甘，平。
效用：全草能清熱解毒、活血止痛、祛風除濕，治肺虛久咳、風濕關節痛、跌打損傷、乳癰、乳蛾、無名腫毒。

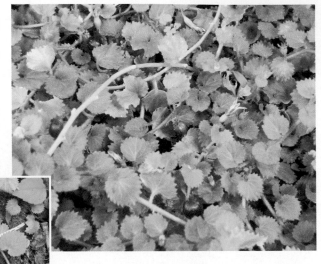

白花藿香薊 *Ageratum conyzoides* L.

科名：菊科 *Compositae*
別名：藿香薊、勝紅薊、一枝香、南風草、蝶仔草、白花臭草。
分布：臺灣全境低至中海拔之荒地、村邊。
藥用部位：全草。
性味：辛、微苦，平。
效用：全草能清熱解毒、利咽消腫、止痛止血，治感冒發熱、咽喉腫痛、泄瀉、胃痛、崩漏、腎結石、濕疹´、中耳炎、外傷出血。

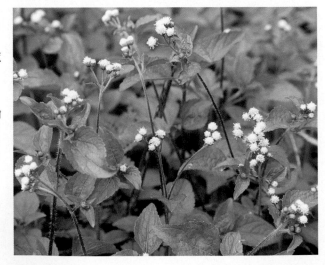

珍珠蒿 *Artemisia anomala* S. Moore

科名：菊科 *Compositae*
別名：奇蒿、劉寄奴、金寄奴、
烏藤菜。
分布：臺灣中央山脈北部海拔
500～2500公尺間之林緣、路
旁。
藥用部位：全草。
性味：辛、苦，平。
效用：全草能清暑利濕、活血行
瘀、通經止痛，治中暑、頭痛、
泄瀉、經閉、腹痛、風濕關節
痛、跌打損傷、外傷出血、乳
癰。

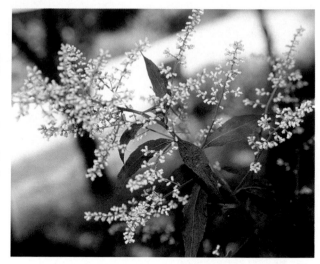

艾 *Artemisia indica* Willd.

科名：菊科 *Compositae*
別名：五月艾、粿仔草。
分布：臺灣全境平野、山地常見
。
藥用部位：葉。
性味：苦、辛，溫。
效用：葉能理氣血、逐寒濕、溫
經、止血、安胎，治心腹冷痛、
久痢、月經不調、胎動不安。老
葉可製艾絨，供針灸用。

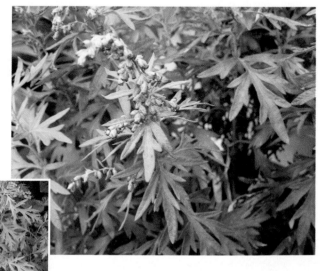

角菜 *Artemisia lactiflora* Wall.

科名：菊科 *Compositae*
別名：珍珠菜、甜菜、眞珠菜、
白苞蒿。
分布：多見栽培。
藥用部位：全草。
性味：甘、微苦，平。
效用：全草能理氣解毒、活血調
經、利濕消腫，治月經不調、經
閉、慢性肝炎、肝硬化、水腫、
帶下、癥瘕、腹脹、疝氣。

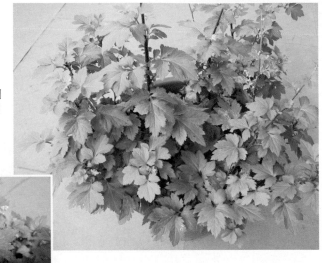

大頭艾納香 *Blumea riparia* (Blume) DC. var. *megacephala* Randeria

科名：菊科 *Compositae*
別名：山紅鳳菜、山紅菜、細毛
大艾、紫蘇英。
分布：臺灣全境低海拔山坡灌木
叢中。
藥用部位：全草。
性味：微苦、淡，微溫。
效用：全草能祛風除濕、活血調
經，治風濕骨痛、跌打腫痛、產
後血崩、月經不調。

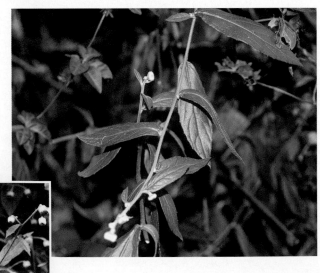

蘄艾 *Crossostephium chinense* (L.) Makino

科名：菊科 *Compositae*
別名：芙蓉菊、芙蓉、千年艾、
海芙蓉、白石艾。
分布：臺灣全境海濱岩岸地區。
藥用部位：全株，根部藥效更佳
。
性味：辛、苦，微溫。
效用：全株能解毒、祛風、除濕
、固肺、解熱，治月內風、咽喉
腫痛、風濕疼痛、感冒咳嗽、麻
疹、肺病、淋病、月經不調、跌
打、乳腺炎、濕疹。

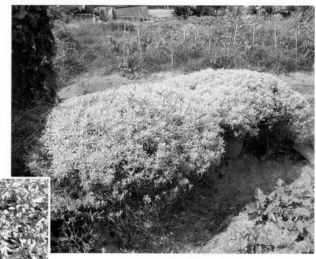

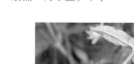

鱧腸 *Eclipta prostrata* (L.) L.

科名：菊科 *Compositae*
別名：旱蓮草、田烏仔草、田烏
菜、墨旱蓮、墨菜。
分布：臺灣全境平野隨處可見。
藥用部位：全草。
性味：甘、酸，涼。
效用：全草能滋腎補肝、涼血止
血、烏鬚黑髮、清熱解毒，治眩
暈耳鳴、肝腎陰虛、腰膝酸軟、
陰虛血熱、吐血、尿血、血痢、
崩漏、月事血少不孕。

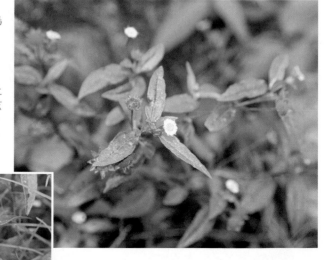

紫背草 *Emilia sonchifolia* (L.) DC. var. *javanica* (Burm. f.) Mattfeld

科名：菊科 *Compositae*
別名：一點紅、葉下紅。
分布：臺灣全境平野隨處可見。
藥用部位：全草。
性味：苦，涼。
效用：全草能清熱解毒、散瘀涼血、利水消腫，治咽喉腫痛、口腔破潰、風熱咳嗽、泄瀉、痢疾、便血、小便淋痛、乳癰、水腫、跌打。

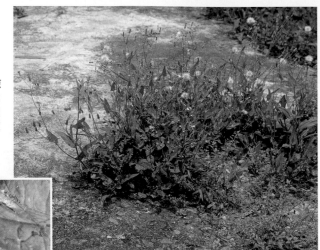

臺灣澤蘭 *Eupatorium formosanum* Hayata

科名：菊科 *Compositae*
別名：大本白花仔草、(臺灣)山澤蘭、六月雪、香草、澤蘭草。
分布：臺灣全境海濱至海拔3000公尺以上高山之開闊地。
藥用部位：全草。
性味：苦，涼。
效用：全草能消炎解熱、健胃消滯、止痢抗癌，治腫毒、吐血、跌打損傷、產前水腫、神經痛、肺病發熱、經閉、疔瘡、感冒、腹痛、風濕疼痛。

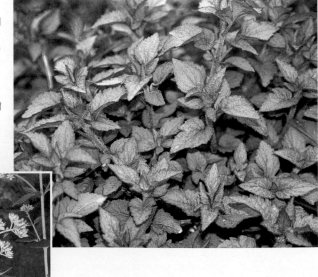

鼠麴草 *Gnaphalium luteoalbum* L. subsp. *affine* (D. Don) Koster

科名：菊科 *Compositae*
別名：鼠曲草、黃花麴草、佛耳草、清明草、黃花艾、鼠麴。
分布：臺灣全境平地至海拔約2700公尺山區。
藥用部位：全草。
性味：甘，平。
效用：全草能止咳平喘、袪風利濕、降血壓、化痰，治咳嗽痰多、氣喘、感冒風寒、筋骨痛、癰瘍、帶下。

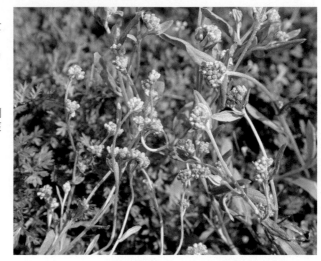

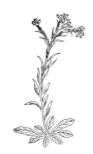

田基黃 *Grangea maderaspatana* (L.) Poir.

科名：菊科 *Compositae*
別名：綠球菊、繡線菊、大天胡荽。
分布：臺灣中、南部低海拔開闊地、田地或潮濕曠野草地上。
藥用部位：全草。
性味：甘，平。
效用：全草能健脾、調經、止咳，治食慾不振、便溏、月經不調、傷風咳嗽。

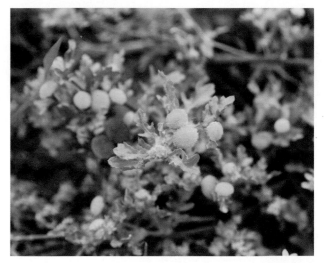

紅鳳菜 *Gynura bicolor* (Roxb. & Willd.) DC.

科名：菊科 *Compositae*
別名：木耳菜、紅菜、腳目草。
分布：多見栽培。
藥用部位：全草。
性味：微甘、辛，平。
效用：全草能活血止血、解毒消腫，治經痛、咳血、創傷出血、潰爛久不收口。

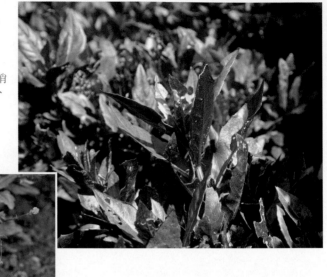

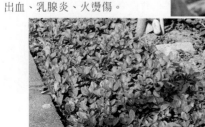

白鳳菜 *Gynura formosana* Kitamura

科名：菊科 *Compositae*
別名：白廣菜、白鳳菊、臺灣土三七、麻糬糊。
分布：臺灣全境海濱地區，偶見於低海拔山區。
藥用部位：全草。
性味：甘、淡，寒，有小毒。
效用：全草能清熱解毒、涼血止血，治肝炎、腫毒、支氣管肺炎、小兒高燒、目赤腫痛、風濕關節痛、崩漏、跌打骨折、外傷出血、乳腺炎、火燙傷。

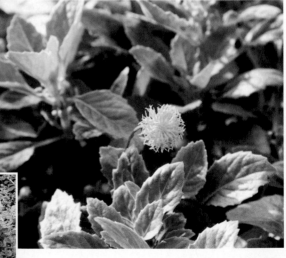

向日葵 *Helianthus annuus* L.

科名：菊科 *Compositae*
別名：葵花、丈菊、朝陽花、望
日葵、太陽花。
分布：多見栽培。
藥用部位：花序或花托。
性味：花序：微甘，平。花托：
甘，寒。
效用：花序能祛風、明目、催生
，治頭昏，面腫。花托能養陰補
腎、降血壓、止痛，治頭痛、目
昏、牙痛、腹痛、經痛。

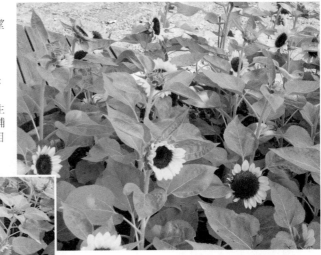

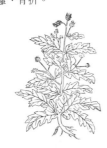

泥胡菜 *Hemistepta lyrata* (Bunge) Bunge

科名：菊科 *Compositae*
別名：苦馬菜、牛插鼻、石灰菜
、糯米菜。
分布：臺灣各地平野廢耕地、農
園、路旁。
藥用部位：全草。
性味：苦，涼。
效用：全草能清熱解毒、活血祛
瘀、消腫鎮痛、止血生肌，治頸
淋巴腺炎、肝炎、肺結核、尿道
炎、癰瘡腫毒；外用治外傷出
血、乳癰、骨折。

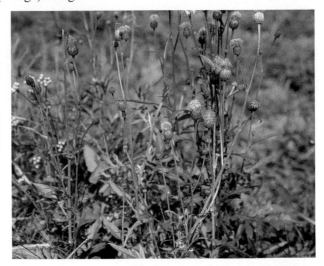

刀傷草 *Ixeridium laevigatum* (Blume) J. H. Pak & Kawano

科名：菊科 *Compositae*
別名：一枝香、三板刀、黃花草
、道光英、雙板刀。
分布：臺灣全境平地至海拔約
2400公尺。
藥用部位：全草。
性味：苦、甘，寒。
效用：全草能清熱解毒、行血消
瘀、理氣健胃，治肺炎、肝炎、
感冒、氣喘、乳癰、腫毒、胃
痛、風濕、跌打、毒蛇咬傷。

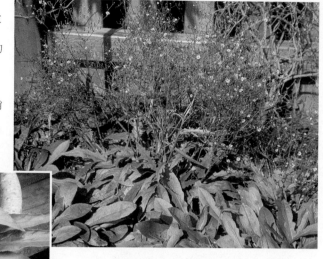

兔兒菜 *Ixeris chinensis* (Thunb.) Nakai

科名：菊科 *Compositae*
別名：小金英、苦尾菜、蒲公英
、鵝仔草、鵝仔菜、兔仔菜。
分布：臺灣各地平野廢耕地。
藥用部位：全草。
性味：苦，涼。
效用：全草能清熱解毒、瀉火涼
血、止血止痛、活血調經、祛腐
生肌，治無名腫毒、陰囊濕疹、
風熱咳嗽、吐血、衄血、肺癰、
月經不調、乳癰。

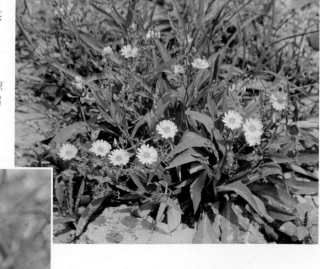

萬壽菊 *Tagetes erecta* L.

科名：菊科 *Compositae*
別名：金菊、金雞菊、里苦艾、臭芙蓉、西番菊。
分布：皆為栽培。
藥用部位：花序。
性味：苦，涼。
效用：花序能平肝解熱、祛風化痰，治頭暈目眩、頭風眼痛、小兒驚風、感冒咳嗽、頓咳、乳癰、疔腮。

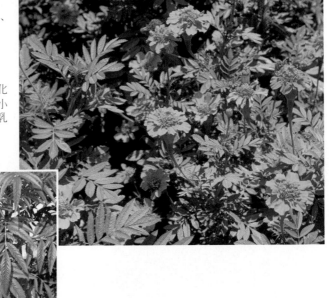

臺灣蒲公英 *Taraxacum formosanum* Kitam.

科名：菊科 *Compositae*
別名：蒲公英、蒲公草、地丁、金簪草。
分布：臺灣雲林縣以北，生於砂地、水溝邊、山坡、海岸砂地等。
藥用部位：全草。
性味：苦、甘、寒。
效用：全草能清熱解毒、散結消炎、止痛健胃、利尿通淋，治乳癰、目赤、肺癰、腸癰、黃疸、熱淋澀痛、瘰癧、胃腸炎、膽囊炎、尿路感染、結膜炎、扁桃腺炎。

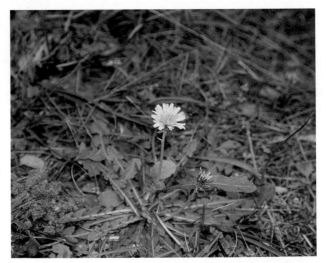

鹹蝦花 *Vernonia patula* (Dryand.) Merr.

科名：菊科 *Compositae*
別名：嶺南野菊、大葉鹹蝦花、
萬重花、嶺南野菊、柳枝癀。
分布：臺灣中、南部平野、園圃
、路旁。
藥用部位：全草。
性味：微苦、辛，平。
效用：全草能清熱利濕、散瘀消
腫、解毒止瀉，治風熱感冒、頭
痛、乳癰、吐瀉、痢疾、瘡癤、
濕疹、癮疹、肝病、急性腸胃炎
、跌打損傷。

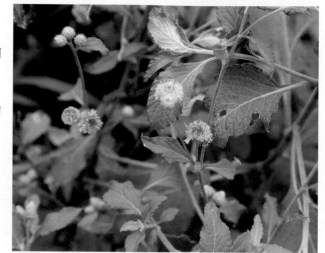

黃鵪菜 *Youngia japonica* (L.) DC.

科名：菊科 *Compositae*
別名：山根龍、山菠薐、罩壁
癀、苦菜藥、黃花菜。
分布：臺灣全境平野路旁、溪邊
草叢中。
藥用部位：全草。
性味：甘、微苦，涼。
效用：全草能清熱解毒、利尿消
腫、止痛，治咽痛、乳腺炎、尿
道炎、牙痛、小便不利、肝硬化
腹水、瘡癤腫毒。

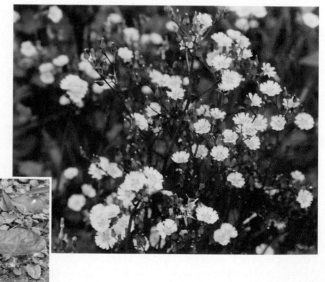

水鼈 *Hydrocharis dubia* (Blume) Back.

科名：水鼈科 *Hydrocharitaceae*
別名：白蘋、馬尿花、天泡草。
分布：臺灣各處水塘中，南部較
多見。
藥用部位：全草。
性味：苦、微鹹，涼。
效用：全草能止帶，專治婦人赤
白帶。

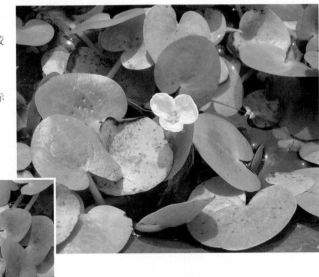

射干 *Belamcanda chinensis* (L.) DC.

科名：鳶尾科 *Iridaceae*
別名：開喉箭、老君扇、烏扇、
扇子草、野萱花、交剪草。
分布：多見栽培。
藥用部位：根莖。
性味：苦，寒。
效用：根莖能清熱解毒、利咽喉
、降氣、祛痰、降火、散血，治
喉痺咽痛、咳逆、經閉、癰瘡。

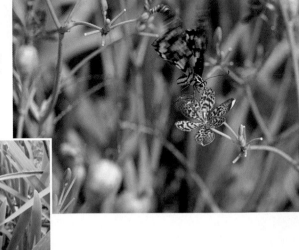

淡竹葉 *Lophatherum gracile* Brongn.

科名：禾本科 *Gramineae*
別名：碎骨子、水竹、竹葉麥冬
、山雞米、迷身草、地竹、林下
竹。
分布：臺灣全境低海拔山野林下
、樹蔭下，林緣山坡地。
藥用部位：塊根。
性味：甘、淡、寒。
效用：塊根能解熱利尿、墮胎催
生、潤肺清胃，治咽喉腫痛、肺
病咳嗽、水腫、難產。

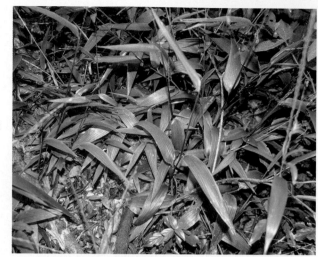

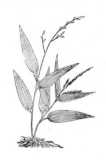

編語：中醫師習慣使用本植物之莖葉入藥，藥材名稱
「淡竹葉」，能清熱除煩、通利小便。但民間用
於催生時，則需使用塊根。

紅果薹 *Carex baccans* Nees

科名：莎草科 *Cyperaceae*
別名：山稗子、紅稗、土稗子、
山高粱。
分布：臺灣全境山坡林緣或灌林
濕地。
藥用部位：全草。
性味：苦、澀，寒。
效用：全草能調經、止血，治血
崩、月經不調、胃腸道出血、衄
血、泄瀉。

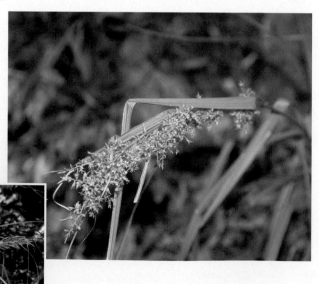

香附 *Cyperus rotundus* L.

科名：莎草科 *Cyperaceae*
別名：莎草、香頭草、土香草。
分布：臺灣全境山野至海濱砂地
。

藥用部位：塊莖(稱香附)。
性味：辛、甘、微苦，平。
效用：塊莖能理氣解鬱、止痛調
經，治月經不調、經痛、氣鬱不
舒。

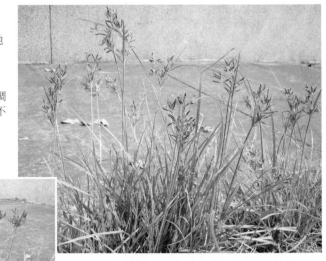

半夏 *Pinellia ternata* (Thunb.) Breitenbach

科名：天南星科 *Araceae*
別名：三不掉、地文。
分布：臺灣全島山野及平地。
藥用部位：塊莖。
性味：辛，溫，有毒。
效用：塊莖能燥濕化痰、和胃健
脾、降逆止嘔、消腫散結，為孕
婦鎮嘔藥。

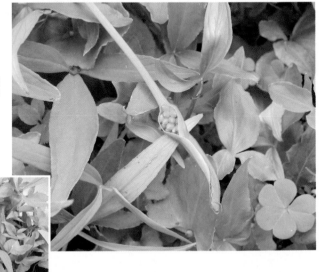

東方香蒲 *Typha orientalis* Presl

科名：香蒲科 *Typhaceae*
別名：香蒲、蒲黃。
分布：臺灣全境池塘、沼澤地。
藥用部位：花粉(稱蒲黃)。
性味：甘，平。
效用：花粉能止血、化瘀、通淋，治吐血、衄血、咯血、崩漏、外傷出血、經閉、經痛、脘腹刺痛。

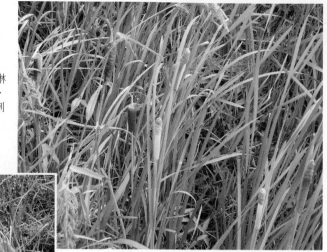

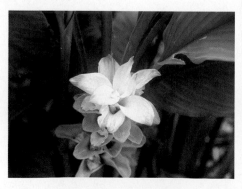

薑黃 *Curcuma longa* L.

科名：薑科 *Zingiberaceae*
別名：黃薑、黃絲鬱金、寶鼎香、鬱金。
分布：多見栽培。
藥用部位：根莖。
性味：苦、辛，溫。
效用：根莖能破血行氣、通經止痛，治氣血凝滯、經閉腹痛、跌打腫痛、風痺臂痛。

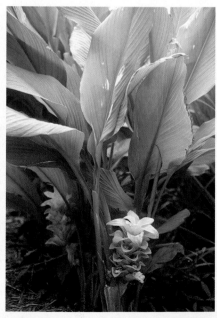

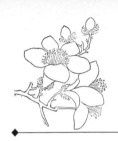

本單元選錄臺灣民間治療婦科病之藥草驗方，共計200首，分屬41種疾病，並依病名分類，以便讀者查閱。

藥草驗方篇

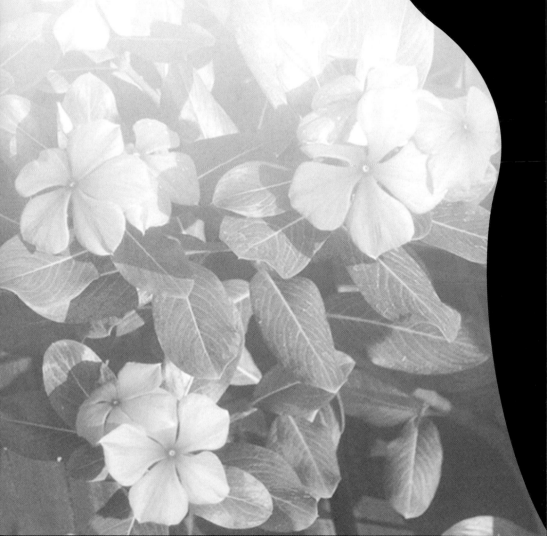

月內風

治一切月內所致之風症：苦苓根、呼神實、刺留頭、朴子根各20公分，半酒水煎服。《臺灣植物藥材誌(三)》

治月內風：大楓草(艾納香)、繡絨花、流乳頭(牛乳埔)、細辛、薄荷、淺花炮仔豆(玲瑯豆)、五宅茄、山柚柑、白馬鞍藤各20公分。《臺灣植物藥材誌(一)》

治月內風：小本刺菠(紅梅消)、紅水柳、山葡萄頭、大風草。發熱者，水多酒少，畏寒則酒多水少，燉赤肉服。《臺灣植物藥材誌(三)》

治月內風：山橄欖根(魚木根)40公分、百條根75公分，半酒水燉雞服。《臺灣植物藥材誌(二)》

治月內風：冇骨消(七葉蓮)鮮根6～8兩，切片後小炒，加一碗半酒，倒下煮沸即可服用。《臺灣青草藥秘方拾錦》

治月內風：走馬胎、大風草、風籐、番仔刺頭、小金英各40公分，半酒水煎服。《臺灣植物藥材誌(一)》

治月內風：走馬胎根75～110公分，水煎服。《臺灣植物藥材誌(一)》

治月內風：植梧根、小艾根各12公分，大金英根、紅水柳頭各20公分，半酒水燉赤肉服。《臺灣植物藥材誌(三)》

治月內風：花瓠瓜葉7～8葉(小葉13片，細毛要去掉，以免刺激喉嚨)，五碗水，水滾開後，再用小火煎至剩下二碗，再加黑糖服用(久年月內風較無效)。《中、草藥祕方經驗談(1)》

治月內風：金粟蘭、枸杞、哆哖仔頭(桃金孃根)各40公分，水煎服。《臺灣植物藥材誌(一)》

治月內風：紅水柳150公分，半酒水燉赤肉服。《臺灣植物藥材誌(一)》

治月內風：紅刺蔥75公分，雞炒麻油，半酒水燉服，奇效。《臺灣植物藥材誌(二)》

治月內風：紅雞屎藤150公分，半酒水燉赤肉服。《臺灣植物藥材誌(二)》

治月內風：苦苓根、山馬蹄、倒吊風、雙面刺、紅骨蛇各20公分，半酒水煎服。《臺灣植物藥材誌(三)》

治月內風：風藤12公分，植梧根、洗衫扒頭(註1)各20公分，半酒水煎服。(或將風藤用量調至20

公分)《臺灣植物藥材誌(一)(三)》

(註1)：茜草科植物對面花【*Randia spinosa* (Thunb.) Poir.】的果肉富含皂苷成分，可當天然洗滌清潔劑使用，早期臺灣鄉間多將其應用於清洗衣物，又其果形似「菝仔」，

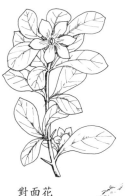

對面花

故人們俗稱其為「洗衫菝仔」。其根入藥，稱「洗衫菝仔頭」，取諧音即「洗衫扒頭」。

治月內風：黃花虱母子頭40～80公分，半酒水燉赤肉服。白花虱母子效尤佳。《臺灣植物藥材誌(三)》

治月內風：黃花虱母莖及根40公分，半酒水煎服。《臺灣植物藥材誌(三)》

治月內風：黃金桂75公分，燉豬尾服。如與青山龍、紅雞屎藤、白馬屎各20公分，水煎汁，燉豬腳服。《臺灣植物藥材誌(三)》

治月內風：蕃仔刺頭40公分、豬胎盤75公分，半酒水煎服。《臺灣植物藥材誌(一)》

治月內風：蕃仔莿頭75公分、觀音串50公分，半酒水燉雞服。《臺灣植物藥材誌(一)》

治月內風：雙面刺、山馬蹄、倒吊風、紅骨蛇各20公分，半酒水煎服。《臺灣植物藥材誌(三)》

治月內風：雞屎藤4兩，半酒水燉雞肉4兩服用(半酒水需淹過燉品)。《中、草藥祕方經驗談(2)》

治月內風：雞屎藤頭110～150公分，水加酒少許燉雞服。《臺灣植物藥材誌(二)》

治月內風：觀音串、透天煌、黃金桂各40公分，半酒水煎服。《臺灣植物藥材誌(二)》

治月內風及腰酸痛：鴨舌癀1斤，取葉一把切碎、雞蛋一個，煎麻油服用，另外莖及根煎水服用(水淹藥草，水滾開後，再用小火煎三小時)非常有效(亦可治療白帶)。《中、草藥祕方經驗談(2)》

治月內感冒、口乾：荔枝殼、過

山香各20公分，水煎服。《臺灣植物藥材誌(三)》

產婦去風藥：白面風(長果藤，苦苣苔科)40公分，半酒水燉雞服。《臺灣植物藥材誌(二)》

治產婦感冒、頭痛：荔枝殼12公分、觀音串20公分，煎水服。《臺灣植物藥材誌(三)》

治產婦感冒、口乾：荔枝殼75公分、觀音串40公分，煎水服。《臺灣植物藥材誌(三)》

治產婦感冒：豨薟草20公分，當歸、川芎、桃仁各12公分，甘草6公分，炮薑4公分，水二碗八分煎九分，渣二碗半煎八分。此方係生化湯加豨薟草所構成。《臺灣植物藥材誌(二)》

治產婦月內感冒、口乾：觀音串、過山香、荔枝殼各20公分，酒煎服。《臺灣植物藥材誌(二)》

治產後風邪鬱而為渴者：刈根(葛根)、菝葜、竹葉根各20公分，接骨草10公分，梅子乾4公分，水煎服。《臺灣植物藥材誌(二)》

不孕症

治久不受孕：烏面馬嫩芽3兩，炒麻油後，再煎雞蛋服用(不會懷孕的原因有很多，例如：月經不順、輸卵管阻塞、子宮寒冷、男人冷精、精蟲數量不夠，都會引起不會懷孕，需查明)，此藥方是女人服用。《中、草藥祕方經驗談(2)》

治久不受孕：鴨舌癀葉1斤，取葉片半兩切碎，青殼鴨蛋一個煎麻油服用，另外根、莖，水淹藥草，水滾開後，再用小火煎三小時服用。《中、草藥祕方經驗談(1)》

治不孕症：黨參半斤，磨粉配溫開水服用(早晚兩藥匙)。或烏面馬葉2兩切碎，用麻油煎一個雞蛋，亦可加一點米酒。後者於月經完以後，3～5天才可以服用，每月服用三次即可，需連續服用三個月，非常有效。《中、草藥祕方經驗談(1)》

治婦人子宮寒涼所至不孕症：艾葉3兩、雄烏骨雞1隻，藥材洗淨，塞入雞腹中，加米酒倒入鍋中燉服。《臺灣青草藥秘方拾錦》

治婦人不受孕：益母草2兩，加赤砂糖少許，每逢經期，水煎服數次見效。《瀛芳草藥舖驗方》

習慣性流產

治習慣性流產：苧麻根1兩，蓮子、淮山各5錢，二碗煎至八分服用。《中、草藥祕方經驗談(2)》

帶下

治女人白帶、淋濁：香椿根二層皮1.5兩，白龍船根、龍眼根各1兩，白雞冠花5錢，皆取鮮品，用5碗水煎成1.5碗，再加入豬小肚，連服七帖速效。《臺灣青草藥秘方拾錦》

治白帶：雞冠花、白肉豆根、白椿根各10公分，水煎服。《臺灣植物藥材誌(一)》

治白帶、男女尿濁：小本山葡萄3兩、白龍船2兩、白肉豆根2兩，15碗水，水滾開後，再用小火煎至剩下五碗服用，非常有效。《中、草藥祕方經驗談(1)》

治白帶、經病：白冠花(指青葙之花序)、定經草、當歸、川芎、白芍、熟地及白果各7～10公分，半酒火燉雞服。《臺灣植物藥材誌(一)》

治白帶：白刺莧與九層塔根各75公分，燉豬腸或雞服。《臺灣植物藥材誌(三)》

治白帶：木槿花7公分，水煎服。《臺灣植物藥材誌(一)》

治白帶：牛乳婆、白龍船花頭各40公分，水煎汁，燉豬小腸服。《臺灣植物藥材誌(二)》

治白帶：白肉豆花4兩、青殼鴨蛋2個，加少許米酒，煎麻油服用，非常有效。《中、草藥祕方經驗談(2)》

治白帶：白刺莧，炖小腸，三服見效。《臺灣植物藥材誌(三)》

治白帶：白刺莧40公分、白肉豆根40公分，燉豬腸，黃帶加黃水茄仔頭5個。《臺灣植物藥材誌(三)》

治白帶：白花仔草12公分，白益母草16公分，龍眼花、白果各8公分，燉赤肉服。《臺灣植物藥材誌(一)》

治白帶：白花益母草葉4兩、青殼鴨蛋2個，煎麻油服用(需月經完以後，才能服用)，非常有效。《中、草藥祕方經驗談(2)》

治白帶：白粗糠根、龍船花根、白肉豆根、龍眼根各20公分，煎水服。《臺灣植物藥材誌(三)》

治白帶：白粗糠頭110～150公分，燉豬小肚服。《臺灣植物藥材誌(三)》

治白帶：白粗糠頭40公分，大金英、雞冠花、龍眼花、茺蔚花各10公分，煎水服。《臺灣植物藥材誌(三)》

治白帶：白龍船花、白益母草、白埔姜、白肉豆根及白果各20公分，蔥白7枝，半酒水，燉豬腸服。《臺灣植物藥材誌(一)》

治白帶：白龍船花頭、白肉豆根、橄欖根及白益母草頭各20公分，半酒水，燉豬小肚。《臺灣植物藥材誌(一)》

治白帶：白龍船根75公分，燉豬腸服。《臺灣植物藥材誌(一)》

治白帶：粉藤(獨腳烏桕)200公分，或與粗糠各80公分，二次米泔水，燉豬小腸服。《臺灣植物藥材誌(三)》

治白帶：荔枝根、龍眼根、白肉豆根、椿根、當歸各10公分，燉豬小腸服。《臺灣植物藥材誌(一)》

治白帶：酒枸杞根、白肉豆根、白菊花根、小金英根、金英膏各16公分，半酒水燉小腸服。《臺灣植物藥材誌(一)》

治白帶：黃金桂40公分，烏耳乃、蔡鼻草各20公分，山奈、川芎各12公分，冰糖20公分，半酒水三碗煎一碗，其渣以二碗八分煎九分，合二遍藥湯，加入雄豬小肚(膀胱)一個，燉六小時，分二次至三次溫服，每四小時服一次。(月宮桂香飲)《臺灣植物藥材誌(二)》

治白帶：橄欖根110公分，燉豬小腸服。《臺灣植物藥材誌(二)》

治白帶：鴨舌癀葉切碎，苦茶油煎鴨蛋服。《臺灣植物藥材誌(一)》

治白帶：龍眼花、茯苓及雞冠花各10公分，陳皮及半夏各7分，甘草5公分，水煎服。《臺灣植物藥材誌(一)》

治白帶：龍眼花20公分，燉赤肉服，或與白花草合用。《臺灣植物藥材誌(一)》

治白帶：龍眼根75公分，水煎服。《臺灣植物藥材誌(一)》

治白帶：雞冠花與龍眼花等合用。《臺灣植物藥材誌(一)》

治白帶：觀音串、白馬鞍藤各20公分，白粗糠根30公分，白肉豆根20公分，烏面馬8公分，米泔水燉豬小腸服。《臺灣植物藥材誌(二)》

治白帶：鮮紅蚶殼仔草(臺灣堇菜)切細，苦茶油炒雞蛋服，或全

草煎水服。《臺灣植物藥材誌(二)》

治白帶：山苧麻根12公分、蕺菜20公分、天竹茄20公分，水煎服。《臺灣植物藥材誌(三)》

治赤、白帶：刺波頭(紅梅消)60公分，半酒水燉赤肉服。《臺灣植物藥材誌(三)》

治赤、白帶：小本山葡萄、白龍船花根、白肉豆根各40公分，水煎汁，再燉豬小腸服。《臺灣植物藥材誌(二)》

治赤、白帶：山苧根30公分、紅柿根20公分、黃樹藤20公分、木芙蓉20公分，水煎服。《臺灣植物藥材誌(三)》

治赤、白帶：仙鶴草(龍芽草)、白花益母草頭、鴨舌癀、七葉根各12公分，王不留行、白石榴花頭各20公分，龍眼根16公分，白花肉豆根8公分，燉豬小腸150公分；寒性加米酒半碗，分二次服。《臺灣植物藥材誌(二)》

治赤、白帶：白花益母草、虎咬癀(白花草)、白桱梧燉豬腸服。(彰化縣藥用植物資源之調查研究)

治赤、白帶：白粗糠根、荔枝根、龍眼根、白石榴根、白龍船花根、白肉豆根各20公分，燉豬小肚服。《臺灣植物藥材誌(三)》

治赤、白帶：白粗糠與不留行、碎補、卑亥、白益母草、白龍船花。《臺灣植物藥材誌(三)》

治赤、白帶：白龍船花根、白肉豆根及小本山葡萄各40公分，燉豬腸服。《臺灣植物藥材誌(一)》

治赤、白帶：艾草、益母草、白花草、白花澤蘭、白肉豆頭、白馬鞍藤，半酒水燉豬腸服。(彰化縣藥用植物資源之調查研究)

治赤、白帶：臭茉莉、白肉豆根、白刺莧、白龍船根，燉豬腸服。(彰化縣藥用植物資源之調查研究)

治赤、白帶：龍眼根、荔枝根、白石榴根、白龍船花根、白粗糠根及白肉豆根各20公分，燉豬小肚服。《臺灣植物藥材誌(一)》

治赤、白帶：白龍船花75公分、白馬屎40公分，燉赤肉服。《臺灣植物藥材誌(一)》

治婦人赤、白帶下，腰酸足痛者：忍冬根、小金英根、柿根、蕺菜、黃樹藤根各20公分，苦草10公分，鼎簸門(欒樨的根及莖)20公分，水煎服。《臺灣植物藥材誌(三)》

治婦人帶下：白雞冠花研末，每日空腹，配酒服用2錢，治白帶；若赤帶者，則改用紅雞冠花。《臺灣青草藥秘方拾錦》

陰腫

治女人陰腫：甘菊花苗搗爛水煎，先熏後洗。《瀛芳草藥舖驗方》

陰癢

治陰癢，收斂白帶：製落水金光(巴豆根)、大黃各8公分，金銀花、皂刺各12公分，生甘草6公分，水10碗煎5碗，渣再煎成4碗，合頭煎共9碗，趁熱，先蒸患部，俟溫，浸患處5～10分鐘，再洗玉門，擦乾即可，一日一次。《臺灣植物藥材誌(一)》

陰疽

治陰疽：蛇床子、桃仁研細末，作粗條插入子宮，並用蛇床子煎水洗。《瀛芳草藥舖驗方》

女人頭痛

治女人頭痛：香附研末，茶調服3錢，每日服3~5次。《臺灣藥用植物雜誌(四)》

婦人全身酸痛

治婦人全身酸痛：白刺莧與九層塔根各75公分，燉豬腸或雞服。《臺灣植物藥材誌(三)》

婦人肚角痛

治婦人肚角痛：黃花虱母頭20公分，煎水服。《臺灣植物藥材誌(三)》

女子胃風

治女子胃風：臭川芎、接骨筒、艾心、埔姜葉、草澤蘭、蚶殼草共搗爛，酒炒熱，推患處。《臺灣植物藥材誌(三)》

子宮下垂

治子宮下垂：川芎半斤、枳實半斤，加20碗水，小火煮1.5小時，三餐飯後各喝1碗。《臺灣青草

藥秘方拾錦》

治子宮下垂：王不留行(野牡丹)、老鼠拖秤錘(銅錘玉帶草)、白鳳菜各2兩，水淹藥草，水滾開後，再用小火煎至剩下一碗服用，非常有效。《中、草藥祕方經驗談(2)》

治子宮下垂：荔枝15粒、龍眼乾12粒、黃鱔魚1尾，燉服。《臺灣青草藥秘方拾錦》

治子宮下垂症(脫出)：以龍眼肉、枳殼、馬錢子、蛇牛兒苗為主藥。《臺灣植物藥材誌(一)》

子宮內癢

治子宮內癢：苦苓根75公分，半酒水燉青殼鴨蛋服。《臺灣植物藥材誌(三)》

子宮出血

治子宮出血：仙鶴草12公分，鮮茅根75公分，桑樹根40公分，七葉根、咸豐草頭各20公分，水煎服。《臺灣植物藥材誌(二)》

治子宮收縮不完全之漏血：紅田烏20～40公分，半酒水二碗，燉赤肉160公分，分二次溫服，每

四小時服一次。《臺灣植物藥材誌(二)》

子宮肌瘤

治子宮肌瘤：小金英、牛樟菇、白英、蛇莓、龍葵、桂枝、陳皮，水煎服，早晚各服1次。《臺灣青草藥秘方拾錦》

子宮炎

治子宮炎、卵巢炎：炮仔草(苦蘵)、小本白花草、鐵馬鞭及益母草各12公分，鴨舌癀8公分，水煎服。《臺灣植物藥材誌(二)》

治子宮炎：風藤7公分，黃柏6公分，吹同根10公分，梨根、劉寄奴(針銅射)、硬骨草各12公分，水煎服。《臺灣植物藥材誌(一)》

治子宮炎：黃花虱母球頭120公分，煎水燉排骨服。《臺灣植物藥材誌(三)》

治子宮炎：雞冠花、白肉豆根、白椿根各10公分，水煎服。《臺灣植物藥材誌(一)》

治子宮炎：刺波頭(紅梅消)60公分，半酒水燉赤肉服。《臺灣植物藥材誌(三)》

治子宮內膜炎：山苧麻根12公分、蔵菜20公分、天竹茄20公分，水煎服。《臺灣植物藥材誌(三)》

子宮癌

治子宮癌(腫瘤及卵巢腫瘤)：左手香鮮品1斤、八卦紅鮮品6兩，絞汁過濾加4000毫升開水，加2碗蜂蜜調合，三餐飯後各喝1碗。《臺灣青草藥秘方拾錦》

治子宮癌：用歸脾湯以壯其體，止血止帶之藥以治其標，每晨飲鮮馬鞭草搗汁一大茶杯，並用莧菜及鱉搗敷少腹，以月經帶兜陰戶，殊效。《臺灣植物藥材誌(一)》

治子宮癌：雨傘仔40公分，水煎服。《臺灣植物藥材誌(二)》

治子宮癌：蜈蚣10條(去頭)、金銀花4兩，水煎服。(宜蘭縣藥用植物資源之調查研究)

治子宮癌：白花蛇舌草(單珠)、小金英、正蒲公英各2兩，半枝蓮、夏枯草各1兩，水煎當茶飲。《臺灣青草藥秘方拾錦》

治初期子宮癌：製落水金光4公分，製山埔銀皮(剝皮，曬略乾，拌米酒，蒸2小時，曬乾，候用)、一支香、土茯苓、金銀花各12公分，川芎6公分，甘草20公分，酒製大黃2.5公分，半酒水合2碗，燉青殼鴨蛋2枚，分2次溫服，隔6小時再服。《臺灣植物藥材誌(一)》

月經不順

治元氣虛、貧血、失眠、心跳加速、月經不順：加味八珍湯，再加百合、龍眼乾肉、紅蓮子各5錢、遠志3錢，茯神3錢半，用開水燉45分鐘，早晚睡前各服用一次有效，男女均可服用。《中、草藥祕方經驗談(2)》

治經期不順、肚尾痛、白帶：鴨舌癀1斤，水淹藥草，水滾開後，再用小火煎三小時服用(每月服用一帖，需月經完以後才能服用，非常有效)。《中、草藥祕方經驗談(1)》

治婦女月經不順症(適用於經期延後、腹痛、量少、虛寒)：益母草、雞血藤、艾草根、冇骨消、野牡丹，水煎服。《臺灣青草藥秘方拾錦》

治少女月經不通：冷飯藤頭40～

150公分，水煎服。《臺灣植物藥材誌(一)》

治月經不通：紅根草、小留行(山龍眼)、紅花藤、益母草、白甘草、鴨公青、大丁癀各12公分，燉赤肉。若心臟無力，加九層塔、紅椿根，鐵釣竿各12公分，燉赤肉服。《臺灣植物藥材誌(三)》

治月經不通：烏面馬根、凌霄花各10公分，茜草根、白龍花根各20公分，黃蝴蝶花莖15公分，水煎服。但孕婦與貧血性經閉者，忌用本方。《臺灣植物藥材誌(二)》

治月經不通：馬鞭草、蝴蝶草葉(黃蝴蝶)各20公分，石見穿及龍眼樹皮各10公分，鼎篏問14公分，家芙蓉7公分，煎水服。《臺灣植物藥材誌(一)》

治婦女月經1～2年不通：野牡丹根、鴨匙癀各40公分，水煎汁，再加當歸10公分，燉烏骨雞服。《臺灣植物藥材誌(一)》

治婦女月經不通，小腹疼痛者：茜草根30公分、黃蝴蝶花20公分、海當歸15公分、紅刺格15公分，水煎服。《臺灣植物藥材誌(三)》

治婦女血虛氣滯月經不通：鳳仙子、凌霄花及黃蝴蝶花各10公分，龍眼肉及血藤各20公分、烏面馬根7公分，水煎服。《臺灣植物藥材誌(一)》

治月經不調，經來前腹痛：香附子、金錢草、元寶草、茜草各5錢，白花益母草2兩，水煎服。《臺灣青草藥秘方拾錦》

治月經不調、經痛：馬鞭草、益母草、生地各40公分，紅花12公分，冰糖75公分，水煎服。《臺灣植物藥材誌(一)》

治月經不調：山水柳、日月癀、益母草、龍船花、繡絨花、白肉豆根、海鹽蹈、狐狸核及紅棗合用。《臺灣植物藥材誌(一)》

治月經不調：白龍船花頭、益母草、金英、白肉豆根、龍眼根各40公分，燉豬腸服。《臺灣植物藥材誌(一)》

治月經不調：尖尾峰、益母草、鴨舌癀各40公分，半酒水燉赤肉服。《臺灣植物藥材誌(二)》

治月經不調：芙蓉心(蘄艾之嫩枝葉)切細，苦茶油炒雞蛋服。《臺灣植物藥材誌(二)》

治月經不調：紅根仔草4公分、小留行8公分、當歸8公分，水煎

服。《臺灣植物藥材誌(三)》

治月經不調：烏面馬葉切細，苦茶油炒雞蛋服。《臺灣植物藥材誌(二)》

治月經不調：烏面馬頭12公分，紅根仔草、小留行、當歸各8公分，水煎服。《臺灣植物藥材誌(二)》

治月經不調：白刺莧與九層塔根各75公分，燉豬腸或雞服。《臺灣植物藥材誌(三)》

經風

治經風(月經來前腹痛)：金錢薄荷、蚶殼仔草、白益母草、虱母子頭各40公分，水煎服，殊效。《臺灣植物藥材誌(二)》

治經風(經痛)：冇骨消頭、鴨舌癀、炒茶油，半酒水燉赤肉服。《臺灣植物藥材誌(一)》

治婦人經風：香附、良姜及益母草等分，米酒煎服，當痛時飲之立癒。《臺灣藥用植物雜誌(四)》

治婦人經風：鳥踏刺、桶交藤各1兩，酒水燉赤肉服。《瀛芳草藥舖驗方》

治婦女經風：蝴蠅翼40公分，半酒水煎服。《臺灣植物藥材誌(一)》

崩漏

治月經崩漏，有黑血塊：炒扁柏、炒艾草各1兩，炒梔子、炒白茅根各5錢，水煎服用。(禁食：冰冷物、通血傷藥)《臺灣青草藥秘方拾錦》

治月經量多、胎漏下血：苧麻根半斤、瘦肉4兩，燉90分鐘服用，很快止血(九份的老街草仔粿，大都用苧麻做的，孕婦可以吃)。《中、草藥祕方經驗談(2)》

治月經滴答不止：烏面馬頭2兩、牛蔡鼻頭(紫莖牛膝)4兩，水淹藥草二寸，水滾開後，再用小火煎三小時服用，即可治好(二日份)。《中、草藥祕方經驗談(1)》

治月經滴答不止：高麗參6片，沖泡300毫升水服用(需泡濃一點，效果較好)，非常有效。或用當歸頭4兩，沖泡熱開水服用。《中、草藥祕方經驗談(2)》

治經不止：香附炒醋，再水煎當茶飲。《臺灣青草藥秘方拾錦》

治血崩：鮮側柏葉5錢、地榆1兩、艾葉3錢、苧根5錢，水煎服。《瀛芳草藥舖驗方》

治紅崩：鮮紅蚶殼仔草(臺灣菫菜)切細，苦茶油炒雞蛋服，或全草煎水服。《臺灣植物藥材誌(二)》

治婦人血崩：以生艾汁及生藕汁各110～150公分，微溫，一次服完，如1小時後血仍未止，可再服1劑，甚驗。《臺灣植物藥材誌(一)》

治婦人血證(如：血崩)：貫眾(指筆筒樹的莖)12公分(燒存性)，煎水服。《臺灣植物藥材誌(三)》

治產婦血崩：艾葉7公分，水煎服。《臺灣植物藥材誌(一)》

治產後瀉血不止：乾艾葉5兩、炙熟老薑5兩，水濃煎湯，一服立癒。《瀛芳草藥舖驗方》

經痛

治月經痛：老薑母4兩、龍眼乾16個，三碗水煎至一碗後，再加黑糖服用，非常有效。《中、草藥祕方經驗談(2)》

治月經痛：黑糖2兩，沖泡熱開水用，很快止痛。《中、草藥祕方經驗談(2)》

治月經痛：鴨舌癀1斤，水淹藥草，水滾開後，再用小火煎3小時後，再加冰糖服用，非常有效(需月經完以後才能服用，白帶也會乾，下次月經也會準，每月服用一次，服用約三、四次即可治好)。《中、草藥祕方經驗談(2)》

治經痛：白刺莧與九層塔根各75公分，燉豬腸或雞服。《臺灣植物藥材誌(三)》

治經痛：接骨筒40公分，水煎服。《臺灣植物藥材誌(二)》

治經痛：蚶殼錢(臺灣菫菜)與鴨舌癀、埔姜煎服，治一切腹痛。或合為粉服用。《臺灣植物藥材誌(二)》

治經痛：黑豆、老薑、雞蛋、黑糖適量，燉服。《臺灣青草藥秘方拾錦》

治經痛：鳳仙花1錢，研末，加黃酒或米酒服。《臺灣青草藥秘方拾錦》

治經痛：紅花三腳破、秤飯藤、山狗尾、艾根，燉赤肉常服。《臺灣青草藥秘方拾錦》

治婦女經痛(經行腹痛)：白花益母草、紅骨九層塔、水蜈蚣草、雷公根、土牛膝各8錢，鴨舌癀、馬鞭草各5錢，澤蘭3錢，加八碗水煎成二碗，加米酒半碗燉之，分3次服用。《臺灣青草藥

秘方拾錦》

治婦女經來腹痛：蚶殼錢(臺灣菫
菜)40公分，半酒水煎服，奇效。
《臺灣植物藥材誌(二)》

卵巢炎

治卵巢炎：咸豐草根、益母草各
12公分，桑寄生20公分，水煎
服。《臺灣植物藥材誌(一)》

妊娠患淋

治妊娠患淋：冬葵子1升，水3
升，煮成2升分服。《瀛芳草藥
舖驗方》

妊娠腳氣

治妊娠腳氣：薏苡仁40公分，赤
小豆(紅豆)40公分，開脾草、玉
蜀黍蕊各20公分，水煎服。《臺
灣植物藥材誌(二)》

妊娠水腫

治婦女懷孕水腫：通天草、紅花
燈豎杇，燉活青蛙，加米酒(少
量)燉服。(彰化縣藥用植物資源
之調查研究)

妊娠劇吐

治妊娠劇吐：丹參12克，赤芍、
半夏、白朮各10克，紅花、降眞
香各6克，黑棗仁、珍珠母各30
克，水煎服，每日1劑。(作者)

治懷孕害喜：甘蔗原汁200毫
升、薑母汁70毫升，水滾開後，
待溫熱即可服用。或豬肝7片、
韭菜7枝，炒食趁熱服用。
《中、草藥祕方經驗談(1)》

治懷孕害喜：安胎飲(十三味藥
方、保產無憂方)，非常有效(小
孩子出生後也會很健壯)；並且不
能吃太飽或太餓，才不會吐。
《中、草藥祕方經驗談(2)》

治婦人孕吐(害喜)：取新鮮韭葉
適量、豬肝1只，兩者混炒食
用。(雲林縣北港鎮‧洪鄭盞)

產婦腰酸

治產婦腰酸：紅水柳150公分，
半酒水燉赤肉服。《臺灣植物藥
材誌(一)》

產婦口渴

治產婦口渴：荔枝殼40公分、觀音串20公分、紅水柳40公分，水煎代茶飲；或單獨用荔枝殼煮茶飲。《臺灣植物藥材誌(三)》

治產婦月內因食補過於燥熱，所致心煩、口渴、身熱，且體質偏虛者：荔枝殼20枚，煮水當茶飲。《臺灣鄉野藥用植物(1)》

治產後口渴：植梧根、觀音串、有骨消根各20公分，水煎服。《臺灣植物藥材誌(三)》

產婦乳汁少

治產婦乳汁少：通脫木、野牡丹根各2兩，燉豬蹄服。《臺灣青草藥秘方拾錦》

治產婦乳汁少：花生米3兩、豬腳1條(用前腿)，共燉服。(作者)

促進婦人乳汁分泌：大本乳仔草，燉豬腳服。《臺灣植物藥材誌(三)》

產婦乳汁過多

治產婦乳脹、乳汁過多：取新鮮韭葉適量，炒食或燙食。亦可取麥芽適量，煮茶常服。(作者)

產後心氣欲絕

治產後血悶，心氣欲絕：益母草研絞汁1盞服，絕妙。《瀛芳草藥舖驗方》

治產後血運，心氣欲絕者：夏枯草絞汁服1盞，大妙。《瀛芳草藥舖驗方》

產後血閉

治產後血閉不下：益母草汁1盞，酒溫1合沖服。《瀛芳草藥舖驗方》

更年期

治更年期：兔兒菜1斤，水淹藥草，水滾開後，再用小火煎一小時服用。《中、草藥祕方經驗談(1)》

治更年期：鴨舌癀葉1斤，取葉片半兩切碎，雞蛋一個煎麻油服用，另外根、莖，水淹藥草，水滾開後，再用小火煎三小時服用，非常有效。《中、草藥祕方經驗談(1)》

治婦女更年期，月經要來不來：

當歸、茯苓各1錢，川芎3錢，白芍、熟地、白朮、黨參、甘草、艾葉、阿膠、蒲黃各2錢、六汗1錢半，四碗水煎至剩下二碗，早晚各服用一碗。《中、草藥祕方經驗談(2)》

乳痛

治乳生痛：老公鬚、大刺頭、王不留行、武靴藤各2錢，蒲公英5錢，一條根、天花1.5錢，酒水燉鴨蛋。《瀛芳草藥舖驗方》

治乳痛：雙面刺與乙支香、小本鵝仔菜，二碗水煎一碗，與青殼鴨蛋燉服。孕婦忌用。發熱者，加狗頭芙蓉。《臺灣植物藥材誌(三)》

治產婦乳房腫痛：土三七、蒲公英各5錢，金銀花3錢，搗爛調酒敷乳部。《臺灣青草藥秘方拾錦》

乳癰

治乳癰：雙面刺與乙支香、小本鵝仔菜，二碗水煎一碗，與青殼鴨蛋燉服。孕婦忌用。發熱者，加狗頭芙蓉。《臺灣植物藥材誌(三)》

治乳癰(乳腺炎)初起，腫痛惡寒發熱者：小本山葡萄40公分，山芙蓉根、鈕茄根、武靴藤根各30公分，王不留行、魚尖草各20公分，水煎服。《臺灣植物藥材誌(二)》

治乳癰：蒲公英(或用小金英)40公分，水煎服；或蒲公英嫩葉切細，炒鴨蛋服；或蒲公英搗敷患處。《臺灣植物藥材誌(二)》

治乳癰：蒲公英(指兔兒菜)、烏支仔菜葉、咸豐草葉、三腳別、有骨消葉、龍舌葉等鮮草各20公分，加醋少許共搗，敷患處。《臺灣植物藥材誌(二)》

治乳癰：雙面刺、小本鵝仔菜。口乾加九頭芙蓉，燉青殼鴨蛋服。《臺灣植物藥材誌(三)》

治乳癰腫痛：馬邊草1握、生薑1塊，加酒擂汁服，渣敷之。《瀛芳草藥舖驗方》

治婦人乳腺炎：落地生根、兔兒菜各2兩，取鮮品搗汁調蜜服(分數次)，渣外敷患處，即可見效。《臺灣青草藥秘方拾錦》

治婦女乳腺炎(脹乳)、乳癰、紅腫：大本乳仔草、小本乳草各等分，煉黑糖。《臺灣植物藥材誌

(三)》

乳癌

治乳癌：白花蛇舌草(單珠)、小金英、正蒲公英各2兩，半枝蓮、夏枯草各1兩，水煎當茶飲。《臺灣青草藥秘方拾錦》

治乳癌：皂角1兩、水芹半斤、石灰1錢，12碗水小火煮1小時，三餐飯後各喝1碗。《臺灣青草藥秘方拾錦》

胎衣不下

治胎衣不下：冬葵子1合、牛七1兩，水2升煎1升服。《瀛芳草藥舖驗方》

治胎衣不下：急用紅肚皁子(蓖麻子)及葉搗爛，燒酒炒之，塗右足底，待胎衣下後，即洗去。《臺灣植物藥材誌(二)》

胎動下血

治胎動下血：五倍子末2兩，老酒沖服神效。《瀛芳草藥舖驗方》

婦女下消

治婦女下消：觀音串、白粗糠根、白肉豆根、小本山葡萄各20公分，水煎汁，燉豬小肚服。《臺灣植物藥材誌(二)》

婦女發育不良

治婦女發育不良：橄欖根、桂花根各20公分，狗尾仔草根40公分，半酒水燉雞服。《臺灣植物藥材誌(二)》

婦人病

治婦人病：山楊桃水煎當茶飲，或燉赤肉服用，本品被有粗糙的毛茸，使用前需去除(可用火烤)。《臺灣青草藥秘方拾錦》

治婦科疾患：鴨舌癀40公分，半酒水燉赤肉或煎鴨蛋服；或加益母草、艾(治腹痛)亦效；或與益母草及尖尾峰各40公分，水煎服。《臺灣植物藥材誌(一)》

治婦女血症：艾葉黑燒、桂花根、梨仔根(或側柏葉、槐花均黑燒)各8公分，水煎服。《臺灣植物藥材誌(一)》

治婦女症、虛冷、無元氣、下消、下腹部濕、白帶症：黃耆1兩、當歸2錢、生地3錢、川芎3錢、白朮5錢、六汗3錢、白花益母草5錢、龍眼花1錢、桑白皮5錢，八碗水煎至剩下四碗，煎好後，再沖泡東洋參3錢服用(需半空腹服用；下午三、四點及睡前服用)，剩下保溫隔天再服用。只用藥頭，服用一帖即可改善，服用約六、七帖即可根治。《中、草藥祕方經驗談(2)》

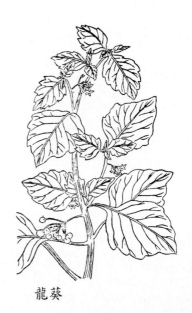

龍葵

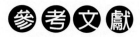

（※依作者或編輯單位筆劃順序排列）

◎中國科學院植物研究所 1972～1983 中國高等植物圖鑑(1～5冊)及補編(1、2冊) 北京：科學出版社。

◎甘偉松 1964～1968 臺灣植物藥材誌(1～3輯) 臺北市：中國醫藥出版社。

◎甘偉松 1985 臺灣藥用植物誌（卷上）臺北市：國立中國醫藥研究所。

◎甘偉松 1991 藥用植物學 臺北市：國立中國醫藥研究所。

◎甘偉松、那琦、江宗會 1978 雲林縣藥用植物資源之調查研究 私立中國醫藥學院研究年報9：193-328。

◎甘偉松、那琦、江雙美 1980 臺中市藥用植物資源之調查研究 私立中國醫藥學院研究年報11：419-500。

◎甘偉松、那琦、胡隆傑 1984 苗栗縣藥用植物資源之調查研究 私立中國醫藥學院中國藥學研究所。

◎甘偉松、那琦、張賢哲 1977 南投縣藥用植物資源之調查研究 私立中國醫藥學院研究年報8：461-620。

◎甘偉松、那琦、張賢哲、吳偉任 1993 臺北縣藥用植物資源之調查研究 私立中國醫藥學院中國藥學研究所。

◎甘偉松、那琦、張賢哲、李志華 1987 新竹縣藥用植物資源之調查研究 私立中國醫藥學院中國藥學研究所。

◎甘偉松、那琦、張賢哲、郭長生、施純青 1988 臺南縣藥用植物資源之調查研究 私立中國醫藥學院中國藥學研究所。

◎甘偉松、那琦、張賢哲、黃泰源 1991 高雄縣藥用植物資源之調查研究 私立中國醫藥學院中國藥學研究所。

◎甘偉松、那琦、張賢哲、廖英娟 1987 嘉義縣藥用植物資源之調查研究 私立中國醫藥學院中國藥學研究所。

◎甘偉松、那琦、張賢哲、蔡明宗 1986 桃園縣藥用植物資源之調查研究 私立中國醫藥學院中國藥學研究所。

◎甘偉松、那琦、張賢哲、謝文全、林新旺 1994 宜蘭縣藥用植物資源之調查研究 私立中國醫藥學院中國藥學研究所。

◎甘偉松、那琦、許秀夫 1980 彰化縣藥用植物資源之調查研究 私立中國醫藥學院研究年報11：215-346。

◎甘偉松、那琦、廖江川 1979 臺中縣藥用植物資源之調查研究 私立中國醫藥學院研究年報10：621-742。

◎甘偉松、那琦、廖勝吉 1982 屏東縣藥用植物資源之調查研究 私立中國醫藥學院研究年報13：301-406。

◎江蘇新醫學院 1992 中藥大辭典(上、下冊) 上海：上海科學技術出版社。

◎呂福原、歐辰雄 1997~2001 臺灣樹木解說(1~5冊) 臺北市：行政院農業委員會。

◎林宜信、張永勳、陳益昇、謝文全、歐潤芝等 2003 臺灣藥用植物資源名錄 臺北市：行政院衛生署中醫藥委員會。

◎邱年永 2004 百草茶植物圖鑑 臺中市：文興出版事業有限公司。

◎邱年永、張光雄 1983~2001 原色臺灣藥用植物圖鑑(1～6冊) 臺北市：南天書局有限公司。

◎姚榮鼎 1996 臺灣維管束植物植種名錄 南投縣：國立臺灣大學農學院實驗林管理處。

◎柯裕仁、郭昭麟、黃世勳 2005 金門藥草簡介 金門縣(金湖鎮)：金門縣農業試驗所。

◎洪心容、黃世勳 2002 藥用植物拾趣 臺中市：國立自然科學博物館。

◎洪心容、黃世勳 2003 花顏藥語(2004年日誌) 臺中市：文興出版事業有限公司。

◎洪心容、黃世勳 2004 臺灣鄉野藥用植物(1) 臺中市：文興出版事業有限公司。

◎洪心容、黃世勳、黃啓睿 2004 趣談藥用植物(上、下) 臺中市：文興出版事業有限公司。

◎高木村 1981 臺灣藥用植物手冊 臺北市：南天書局有限公司。

◎高木村 1985～1996 臺灣民間藥(1～3冊) 臺北市：南天書局有限公司。

◎高雄市藥用植物學會 2002 臺灣青草藥秘方拾錦 高雄市：高雄市藥用植物學會。

◎張憲昌 1987～1990 藥草(1、2冊) 臺北市：渡假出版社有限公司。

◎陳山庚 瀛芳草藥舖驗方(手稿，未出版) 臺中市：臺中市藥用植物研究會(收藏)。

◎葉永利 2004 中、草藥祕方經驗談(1、2) 板橋市松柏街1巷17號4樓(作者自行出版)。

◎臺灣植物誌第二版編輯委員會 1993~2003 臺灣植物誌第二版(1～6卷) 臺北市：臺灣植物誌第二版編輯委員會。

◎鄭武燦 2000 臺灣植物圖鑑(上、下冊) 臺北市：茂昌圖書有限公司。

◎謝文全、謝明村、邱年永、黃昭郎 1997 臺灣產中藥材資源之調查研究(五)臺東縣藥用植物資源之調查研究 行政院衛生署中醫藥委員會八十六年度委託研究計劃成果報告。

◎謝文全、謝明村、張永勳、邱年永、楊來發 1996 臺灣產中藥材資源之調查研究(四)花蓮縣藥用植物資源之調查研究 行政院衛生署中醫藥委員會八十六年度委託研究計劃成果報告。

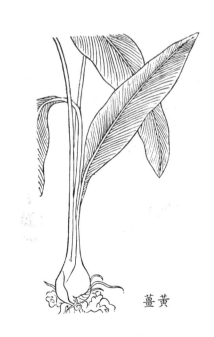

薑黃

中文索引

(※依筆劃順序排列)

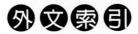

外文索引

(※依英文字母順序排列)

126

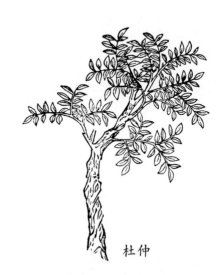

杜仲

婦科病用藥索引

灣澤蘭(80)、射干(87)、東方香蒲(90)

血枯經閉：黃麻(44)

經閉腹痛：薑黃(90)

經痛：臭杏(15)、野莧菜(17)、瓊崖海棠(30)、芸香(38)、鵝掌藤(56)、茴香(58)、乞食碗(58)、白毛臭牡丹(67)、馬鞭草(69)、紅鳳菜(82)、向日葵(83)、香附(89)、東方香蒲(90)

血崩：楮(6)、筆頭狀蛇菰(9)、蓮(20)、多花野豌豆(30)、香椿(39)、荔枝(40)、大棗(43)、黃麻(44)、蜀葵(46)、扶桑(47)、木棉(49)、益母草(70)、紅果薹(88)

崩漏：雞冠花(18)、火棘(25)、大棗(43)、木芙蓉(47)、木棉(49)、安石榴(51)、桃金孃(53)、細葉水丁香(54)、曇花(55)、馬利筋(63)、白花藿香薊(76)、鱧腸(79)、白鳳菜(82)、東方香蒲(90)

赤帶：安石榴(51)、龍船花(68)、白龍船花(68)、水蕻(87)

白帶：火炭母草(10)、假千日紅(19)、金合歡(27)、黃野百合(28)、巴豆(33)、枸骨(42)、蜀葵(46)、木槿(48)、梵天花(49)、安石榴(51)、曲節草(64)、藤紫丹(66)、杜虹花(66)、大青(67)、龍船花(68)、白龍船花(68)、水蕻(87)

帶下（帶下病）：苧麻(9)、小扁蓄(11)、紫茉莉(12)、馬齒莧(13)、刺莧(17)、青葙(18)、雞冠花(18)、夜合花(19)、十大功勞(20)、艾(21)、白花菜(22)、細葉碎米薺(23)、火棘(25)、食茱萸(38)、香椿(39)、無患子(41)、黃麻(44)、蜀葵(46)、木芙蓉(47)、扶桑(47)、木槿(48)、植梧(51)、安石榴(51)、水丁香(55)、臺灣楤木(56)、通脫木(57)、水斳(59)、馬利筋(63)、土丁桂(65)、白毛臭牡丹(67)、龍葵(73)、金銀花(75)、角菜(78)、鼠麴草(81)

濕熱帶下：密花白飯樹(35)

乳汁不下（產後乳汁不通、乳汁不通、乳閉）：木蓮(7)、雞腸草(

15)、蒺藜(31)、黃葵(45)、絲瓜(52)、野牡丹(54)、通脫木(57)

乳汁不足(產後乳汁稀少、產婦乳汁少、產婦乳少、乳汁少、乳少、缺乳、助泌乳)：白榕(7)、假人參(13)、雞腸草(15)、楓香(24)、花生(28)、豌豆(29)、綠珊瑚(35)、蓖麻(37)、秋葵(45)、磨盤草(46)、番木瓜(50)、通脫木(57)、胡麻(74)、土黨參(75)

乳房脹痛：夜合花(19)

乳腺炎：尖頭瓶爾小草(3)、過壇龍(4)、雞腸草(15)、黃野百合(28)、白花草(70)、蘄艾(79)、白鳳菜(82)、黃鵪菜(86)

乳癰：尖頭瓶爾小草(3)、苧麻(9)、紫茉莉(12)、凹頭莧(16)、油菜(23)、相思(27)、蒺藜(31)、大飛揚(32)、小飛揚(33)、地錦(43)、扶桑(47)、木鱉子(52)、紫薇(53)、水丁香(55)、灰木(60)、空心菜(65)、夏枯草(72)、夜來香(72)、金銀花(75)、普剌特草(76)、珍珠蒿(77)、紫背草(80)、泥胡菜(83)、刀傷草(84)、兔兒菜

(84)、萬壽菊(85)、臺灣蒲公英(85)、鹹蝦花(86)

乳腺增生症：夏枯草(72)

乳瘡：白毛臭牡丹(67)

乳癌：大飛揚(32)

胎動不安(胎氣不和)：杜仲(6)、苧麻(9)、葡萄(44)、紫薇(53)、桃金孃(53)、酸藤(62)、菟絲(64)、紫蘇(71)、艾(77)

流產：菟絲(64)

習慣性流產：杜仲(6)

難產(催生)：木賊葉木麻黃(5)、鳳仙花(41)、蜀葵(46)、向日葵(83)、淡竹葉(88)

胎漏難產：益母草(70)

胞衣不下：益母草(70)

墮胎：白花藤(59)、小花黃蟬(61)、海檬果(62)、淡竹葉(88)

孕婦鎮嘔藥：半夏(89)

產前水腫：臺灣澤蘭(80)

產後出血：青剛櫟(5)

產後血崩：大頭艾納香(78)

產後血暈：益母草(70)

產後泄瀉：油菜(23)

產後風：木蓮(7)

產後風痛：臺灣楤木(56)

產後風癱：扛香藤(36)

產後浮腫：木棉(49)

產後瘀滯腹痛：紅梅消(26)

產後腹痛：雞腸草(15)、火棘(25)、鵝掌藤(56)

產後頭風痛：白蒲姜(60)

產婦口渴：大青(67)

月內風：木苧麻(8)、金粟蘭(22)、大青(67)、蘄艾(79)

陰道炎：烏桕(37)

陰道滴蟲：大飛揚(32)、無患子(41)

陰癢：小扁蓄(11)、巴豆(33)、野鴉椿(42)

會陰部腫毒：車桑子(40)

專研藥用植物的中醫診所

上安堂醫療團隊　台中市上安中醫診所

院　　址：台中市西屯區上安路9號
服務專線：(04)27060900

門診時間
週一至週六 下午2：30至晚上9：30
(中間時段不休息)

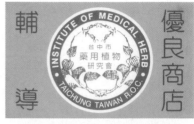

本院為台中市藥用植物
研究會輔導之優良醫療院所

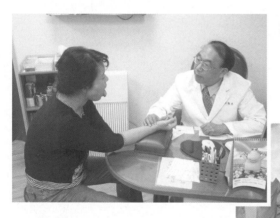

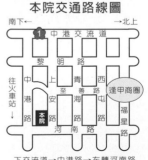

※名老中醫 洪鎮平（榮譽院長）
　專治疑難雜症。
　祖傳中醫。
　中醫師國家特考優等及格，行醫數十年。
　中國醫藥學院針灸科醫師。
　美式脊椎神經醫學高級班，醫師班結業。
　曾任台中光華、彰化吉泰、草屯長庚中醫
　院所主治醫師。
　台中市社區公民大學講師。
　文興出版事業有限公司醫療顧問。

本院交通路線圖

南下←　　　　　　　　　→北上

下交流道→中港路→左轉河南路
→第一梯形路口（上安路）左轉即達

※祖傳女中醫 洪心容（院長）
　　精專中醫診斷，內、婦、兒、針、傷科皆治。
　　名老中醫洪鎮平醫師之女，自幼習醫。
　　中國醫藥大學碩士、醫學士。
　　國家高考及格。
　　中國醫藥大學中醫部醫師。
　　台中市藥用植物研究會學術顧問。
　　財團法人國定文教基金會顧問。
　　國立自然科學博物館簡訊藥用植物系列專欄作者。
　　中華日報趣談藥用植物專欄作者。
　　自由時報福爾摩沙藥草集專欄作者。

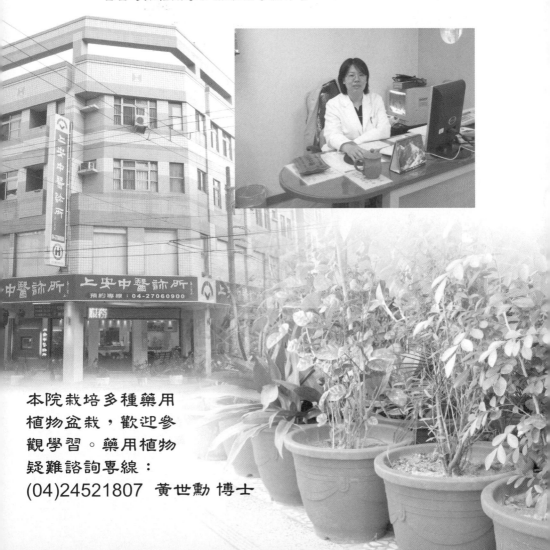

本院栽培多種藥用
植物盆栽，歡迎參
觀學習。藥用植物
疑難諮詢專線：
(04)24521807　黃世勳 博士

珍藏本草 ③
(JP003)

臺灣婦科病藥草圖鑑及驗方

發行者：臺中市上安中醫診所
地址：臺中市西屯區上安路 9 號 1 樓
服務專線：(04)27060900

出版者：文興出版事業有限公司
總公司：臺中市西屯區漢口路 2 段 231 號
電話：(04)23160278　傳眞：(04)23124123
營業部：臺中市西屯區上安路 9 號 2 樓
電話：(04)24521807　傳眞：(04)24513175
E-mail：wenhsin.press@msa.hinet.net

醫療顧問：洪鎮平
發行人：洪心容
總策劃：黃世勳、陳冠婷
作者：洪心容、黃世勳
攝影：黃世勳、洪心容
執行監製：賀曉帆
版面構成：謝靜宜、林士民
封面設計：林士民
總經銷：紅螞蟻圖書有限公司
地址：臺北市內湖區舊宗路 2 段 121 巷 28 號 4 樓
電話：(02)27953656　傳眞：(02)27954100
初版：西元2006年8月
定價：新臺幣280元整
ISBN：986-82262-3-6

國家圖書館出版品預行編目資料

臺灣婦科病藥草圖鑑及驗方 /
洪心容，黃世勳 合著. — 初版.—
臺中市 ： 文興出版，2006〔民95〕
面； 公分. —(珍藏本草：3)
參考書目：面
含索引
ISBN 986-82262-3-6（平裝）
1. 婦科（中醫） 2. 方劑學（中醫）
3.藥用植物 – 臺灣

413.6   95010660